Christina Berndt

Die Rundum-

CHRISTINA BERNDT

Die Rundum Gesund Formel

Das Zusammenspiel von Psyche, Nerven und Immunsystem gezielt stärken

dtv

FSC
www.fsc.org
MIX
Papier | Fördert gute Waldnutzung
FSC® C083411

Dieses Werk wurde vermittelt durch die Literarische Agentur Michael Gaeb.
Umschlaggestaltung: Ki36 Editorial Design, Bettina Stickel
Umschlagmotive: shutterstock.com / © Valentina Razumova; Paladin12
Gesetzt aus der Franziska
Satz: Fotosatz Amann, Memmingen
Druck und Bindung: CPI books GmbH, Leck
Printed in Germany · ISBN 978-3-423-26371-9

Für meine Doktorväter
Peter H. Krammer und Kurt S. Zänker (verst.),
die meine Begeisterung für die Immunologie weckten

1 Einleitung oder Der Kern der Ganzheitlichkeit

Menschen möchten als Ganzes gesehen und auch so behandelt werden, auf der Arbeit, von Freundinnen und Freunden – und erst recht beim Arzt. Und das ist auch vollkommen richtig so. Schließlich ist man nicht als »Bandscheibe« oder »Knie« im Krankenhaus, selbst wenn Ärzte und Pflegende immer wieder genau so über ihre Patientinnen und Patienten sprechen: von der »Hüfte auf Zimmer 117« statt von Frau Michalski. Dabei weiß doch mittlerweile jeder: Ein kranker Mensch ist mehr als seine morschen Knochen, seine schmerzenden Gelenke oder seine außer Rand und Band geratenen Immunzellen. Er hat neben diesem gelegentlich kränkelnden Körper auch noch eine Seele in wechselnder Verfassung, mehr oder weniger gereizte Nerven, eine ihm zeitweise erheblich zusetzende, schwankende Stimmung, ein eher schwaches oder starkes, mitunter gar zu aggressives Immunsystem und natürlich auch seine speziellen Empfindlichkeiten. Zu Recht fordern Patientinnen und Patienten deshalb ein, dass all das auch gesehen und berücksichtigt wird. Gerade, weil dies im modernen Medizinbetrieb kaum noch geschieht.

Seit Ärztinnen und Ärzte immer weniger Zeit für Gespräche haben, seit manche Mediziner mit größerem Stolz ihr neues Ultraschallgerät vorstellen als die hilfsbereite Assistentin, und seit immer teurere Apparate immer häufiger eingesetzt werden müssen, damit sie sich amortisieren, ist der Wunsch von Patientinnen und Patienten nur umso größer geworden, dass man sie doch bitte als ganzen Menschen betrachten und ganzheitlich behandeln möge. Unter solcher ganzheitlichen Medizin verstehen die meisten, dass Ärzte all das im Auge behalten sollen, was den Menschen nun einmal ausmacht: den Körper ebenso wie die Seele und den Geist, die eigene Geschichte ebenso wie die Beziehungen, die man hat, und die Welt, in der man lebt, und natürlich auch die persönlichen Vorlieben. Darauf zu bestehen, ist mehr als nur das Bedürfnis nach Wohlfühl-Medizin, es ist total klug.

Schließlich hat die Seele zusammen mit dem Geist und dem sozialen Umfeld einen ganz wesentlichen Einfluss auf die Gesundheit des Menschen. Diese Erkenntnis ist mittlerweile so breit akzeptiert, dass sogar die Weltgesundheitsorganisation Gesundheit ganzheitlich definiert: Gesundheit sei »ein Zustand vollständigen körperlichen, seelischen und sozialen Wohlbefindens und nicht nur das Freisein von Krankheit oder Gebrechen«, schreibt sie. Es reicht deshalb auch nicht, eine Krankheit allein mit Skalpell, Strahlen oder Tabletten zu behandeln. Denn die Seele und der Geist haben mit ihren Gefühlen, Überlegungen und Überzeugungen einen enormen Einfluss auf den Heilungsprozess. Positive Gedanken, Zuversicht und Hoffnung können ihn befördern, Ängste, Verzweiflung, bohrende Sorgen, Schuldgefühle und fatalistische Gedankenspiralen hingegen können die Gesundheit und das Gesundwerden torpedieren, etwa wenn Angehörige die Kranken beunruhigen, statt sie zu unterstützen, wenn Ärzte ihre Patienten mit ihren Worten stärker verletzen als mit dem Skalpell und wenn sich Patientinnen und Patienten mit ihren eigenen Vorstellungen und Denkmustern selbst übel zusetzen, statt die ihnen innewohnenden heilenden Kräfte zu nutzen.

Das Zusammenspiel von Körper und Seele geht jedoch noch weit über diese allgemeine Erkenntnis hinaus: Körper und Seele sind nicht einfach zwei Teile des Menschen, die nebeneinander existieren und nur deshalb in der Medizin berücksichtigt werden sollten, weil sie beide für sich genommen wichtig sind und sich dabei auf geheimnisvolle Weise irgendwie gegenseitig beeinflussen. Ihr Miteinander ist mehr als das. Beide sind eng verwoben, wie die Fäden in einem Webteppich, die sich gegenseitig halten und die auseinanderfallen, wenn das Gegenstück nicht mehr existiert. So funktioniert nichts im Menschen ohne den anderen, den zweiten Teil.

Wie intensiv und auf welch bemerkenswerte Weise Körper und Seele zusammenwirken, zeigt die neuere Forschung. Das Spannende dabei ist: Ihre Vernetzung ist keineswegs mystisch, esoterisch oder geheimnisvoll. Die Wissenschaft weiß inzwischen ziemlich genau, weshalb die Seele und auch der Geist einen so großen Einfluss auf die Gesundheit und das Gesundwerden des Menschen haben und worin er besteht; was genau im Körper passiert, wenn die Seele leidet oder Trost findet, und wie die Psyche aktiv Prozesse im Körper befördert, die zur Heilung beitragen – was also die Ganzheitlichkeit in ihrem Kern ausmacht. Der Schlüssel dazu nennt sich »Psychoneuroimmunologie«.

So lang und abschreckend der Begriff beim ersten Lesen wirkt: Er reiht einfach all die faszinierenden Kräfte des Menschen aneinander, die so wichtig für seine Gesundheit sind –

die Psyche ebenso wie die Nerven und das Immunsystem. Diese drei verbinden sich zusammen zu dem Geflecht, das Körper und Seele miteinander verwebt. Die Seele hat also über das Nervensystem und die Immunzellen einen direkten Einfluss auf die Gesundheit des Körpers, und umgekehrt beeinflussen die Reaktionen von Nerven und Immunsystem den Zustand der Seele. Auch Nerven und Immunsystem wechselwirken: Gereizte Nerven lassen die Abwehrkräfte schwinden, gute Stimmung macht sie stärker. Und ein angeschlagenes Immunsystem trübt die Lebensfreude.

Lange Zeit dachte man, das Immunsystem agiere völlig unabhängig vom Rest des Organismus. Doch mittlerweile hat sich gezeigt: Dem ist nicht so. Es steht vielmehr in engem Austausch mit der Seele und dem Nervensystem, also den beiden anderen – für die Gesundheit des Menschen ebenso unabdingbaren – Mächten im Körper.

Wenn nur eine dieser Mächte Schaden nimmt, dann wirkt sich das auch negativ auf die beiden anderen aus. Wer gestresst ist, leidet damit nicht nur an seiner Seele, auch die Nerven werden angegriffen und das Immunsystem kann Krankheiten nicht mehr gut bekämpfen. Wenn der Geist auf Probleme fokussiert ist, zieht er die Seele und die Abwehrzellen mit in den Abgrund, die Abwehrkräfte schwinden; so sind bei Menschen mit Depressionen oder Ängsten weniger Killerzellen des Immunsystems im Blut aktiv als bei Gesunden. Und wenn das Immunsystem gerade mit aller Kraft gegen ein gefährliches Virus kämpft, dann leiden wiederum Nerven und Seele mit.

Die Erkenntnisse der Psychoneuroimmunologie bilden damit die Grundlage für ein völlig neues Verständnis von Ganzheitlichkeit in der Medizin: Stand diese früher für etwas, von dem man irgendwie wusste, dass es für die Gesundheit wichtig ist, ohne dass es konkret zu greifen war, lässt sich Ganzheitlichkeit mittlerweile mehr und mehr biologisch erklären. Das Zusammenspiel von Seele, Nerven und Immunsystem wird bis in die molekularen und biochemischen Abläufe entschlüsselt.

Je mehr rund um die Psychoneuroimmunologie geforscht wird und je genauer Wissenschaftlerinnen und Wissenschaftler dabei tief ins Innere des Menschen blicken, desto deutlicher wird auch: Die Teilung des Menschen in Körper und Psyche, wie sie vor rund 400 Jahren der große Denker René Descartes mit seiner Leib-Seele-Theorie vorgenommen hat, ist problematisch. Einst gab Descartes damit wichtige Anstöße, doch letztlich verhindert diese Vorstellung den ganzheitlichen Blick auf den Menschen. Denn der Mensch lässt sich nicht aufspalten in Körper und Seele, er ist immer beides. An allem, was er tut, was er denkt und was ihm geschieht, sind Körper und Seele beteiligt. Beide sind über physiologische Prozesse so eng miteinander verzahnt, dass man sie nicht trennen kann.

Daraus folgt unmittelbar noch eine weitreichende Erkenntnis: Es gibt keine rein psychischen Krankheiten – und auch keine rein körperlichen. Die Befunde der Psychoneuroimmunologie zeigen vielmehr, was all jene, die schon immer eine ganzheitliche Medizin eingefordert haben, lange wissen: dass alle Krankheiten beides sind, seelisch und körperlich. Dass sie immer psychische, geistige und immunologische Auswirkungen haben. Dass sie folglich so ganzheitlich sind, wie sie behandelt werden sollten. Ganzheitliche Antworten auf Krankheiten hatte der Körper schon gefunden, bevor der Mensch überhaupt nur über ganzheitliche Medizin nachzudenken begann.

Eine Krankheit mag zunächst von der einen Seite ausgehen: Sie mag augenscheinlich erst einmal einen rein körperlichen

Ursprung haben, etwa wenn man sich gerade bei einem Unfall das Bein gebrochen, den falschen Pilz gegessen oder sich ein gefährliches Virus eingefangen hat. Sie mag ihren Ursprung auch in der Seele haben, weil man vielleicht schlecht über sich und das Leben denkt oder weil man durch ein schreckliches Erlebnis aus der Bahn geworfen wird und dadurch eine Depression entwickelt. Aber letztlich betrifft sie immer auch die andere Seite. Weil die Reaktion des Menschen sowohl körperlich als auch seelisch ist, geraten beide im Laufe der Erkrankung aus dem Gleichgewicht. Und bei der Vermittlung dieser Wechselwirkungen spielen Nerven und Immunsystem eine maßgebliche Rolle.

Das eröffnet große Chancen. Man hat dadurch nämlich mehrere Möglichkeiten auf einmal, etwas für sein Gesundwerden und Gesundbleiben zu tun. Schließlich ist die Vernetzung von Psyche, Nerven und Immunsystem nicht nur bei der Entstehung einer Krankheit von Bedeutung, diese Kräfte beeinflussen einander auch auf positive, förderliche Weise. Ob Nerven, Seele oder Immunsystem: Jedes Einzelne davon wird stärker, wenn man einen der anderen Teile kräftigt. Man kann sein Immunsystem unterstützen, indem man Geist oder Seele stärkt, und Geist und Seele werden widerstandsfähiger, wenn man etwas für seine Immunabwehr tut. Wer sein Immunsystem aktiviert, zum Beispiel durch Imaginationstechniken, Spaziergänge an frischer Luft, Kaltwassergüsse ins Gesicht oder auch einfach durch kräftiges Singen, der beugt nicht nur der nächsten Erkältung vor, sondern kann im besten Fall auch depressiven Symptomen begegnen.

Umgekehrt können positive Emotionen aber auch das Immunsystem aktivieren und das Gehirn vor Krankheit bewahren. Die förderlichen Effekte von Entspannungstechniken auf die Immunantwort sind inzwischen nachgewiesen, das geht so weit, dass man die Qualität der Entspannung ebenso am Immunsystem ablesen kann wie die Zeit, die man für seine Entspannung aufwendet. Auch kann man seine Körperabwehr pimpen, wenn man lernt, negative Emotionen wie Ärger besser zu kontrollieren, oder wenn man seine Selbstwirksamkeit stärkt, indem man sich mit netten Menschen umgibt, es sich schön macht oder anderen hilft. Gutes für die Seele tun, heißt immer auch: Gutes für sein Immunsystem tun.

Deshalb unterstützen auch soziale Beziehungen, Selbstliebe, Optimismus und ein gutes Selbstwertgefühl – also all jene Faktoren, die zur psychischen Widerstandskraft, der Resilienz, beitragen – zugleich den Geist und das Immunsystem. Das führt dazu, dass herzhaftes Lachen die Produktion von Antikörpern anschiebt, die wiederum den Körper vor Krankheitserregern schützen. Freundliche Worte morgens im Spiegel zu sich selbst sind ähnlich gut für die Gesundheit wie das Obst im Müsli. Sich jeden Tag auf die Suche nach guten Erlebnissen zu machen und nette Überraschungen des Alltags mit einem kleinen – echten oder innerlichen – Luftsprung zu feiern, steigert die Abwehrkräfte und schützt das Gehirn. Und wer lernt, Nervenstärke auch in schwierigen Situationen zu bewahren, unterstützt damit zugleich seine psychische und körperliche Widerstandskraft.

Letztlich kann also alles, was man für seine Seele tut, auch bei der Bewältigung solcher Krankheiten helfen, die klassisch als körperlich verstanden werden. Nicht nur, weil man selbstverständlich besser mit einem Leiden des Körpers, mit Krebs, Schmerzen oder Immobilität zurechtkommt, wenn man psychisch gestärkt wird. Sondern ganz direkt, weil die Seele, die Nerven und das Immunsystem so phantastisch zusammenarbeiten und sich gegenseitig stützen können. Davon kann man jeden Tag profitieren.

Die Psychoneuroimmunologie kann somit helfen, einen wahren Schatz zu heben. Denn dank ihrer Erkenntnisse können wir Krankheit und Gesundheit in ihrer Ganzheitlichkeit verstehen, sie können zudem für die Krankheitsbewältigung förderlich sein und den Weg zur Heilung ebnen. Die Psychoneuroimmunologie ist sozusagen die Rundum-Gesund-Formel, die Möglichkeiten für eine von Grund auf ganzheitliche Gesundheit eröffnet. Deshalb wird dieses Buch nicht nur die überraschenden Zusammenhänge aufzeigen, die durch sie ans Licht kamen, sondern auch eine wissenschaftlich fundierte Anleitung bieten, wie man das faszinierende Netzwerk von Seele, Nerven und Immunsystem für ein gesünderes Leben nutzen kann. Die Strategien dazu sind vielfältig. Wir werden sie in den folgenden Kapiteln näher kennenlernen.

2 Die Macht der Seele

Als Meret Oppenheim 36 Jahre alt war, hatte sie einen Traum: Sie stand in einem gotischen Dom vor einer hohen, aus Holz geschnitzten Statue eines Heiligen. Farblos und wurmzerfressen hielt der Heilige eine Sanduhr in der Hand, und während Oppenheim ihn ansah, drehte er die Sanduhr plötzlich um. Die Künstlerin glaubte zu wissen, was das bedeutete: Ihr halbes Leben war vorbei.

Als Vertreterin des Surrealismus hatte Meret Oppenheim immer ein Faible für Übernatürliches, für Traumdeutung und drastische Symbolik gehabt. Als 22-Jährige war die in Berlin geborene Schweizerin damit berühmt geworden, dass sie eine Porzellantasse mit Fell überzog und Damenschuhe wie ein Brathähnchen auf einem Silbertablett präsentierte. So war auch die umgedrehte Sanduhr für sie bedeutungsschwer. Für Oppenheim war diese Sanduhr das Symbol für Halbzeit. Halbzeit in ihrem Leben. Mit 36 Jahren sagte Oppenheim voraus, dass sie mit 72 Jahren sterben werde. Und als das Jahr 1985 begann, das Jahr, in dem sie 72 Jahre alt werden würde, da sagte sie: »Dieses Jahr werde ich nicht überleben.«

Tatsächlich starb Meret Oppenheim im November 1985, bald nach ihrem 72. Geburtstag.

Die Künstlerin hatte in einer Galerie einen Herzinfarkt erlitten. Einen leichten nur, es war nichts Lebensbedrohliches. Doch Oppenheim griff im Krankenwagen dem Sanitäter an den Arm und sagte: »Ich werde jetzt sterben. Hören Sie, ich will keine Musik und keinen Pfarrer.« Und als sich ein Kardiologe am nächsten Tag nach der Visite von ihr mit den Worten verabschiedete, auf Wiedersehen, Madame Oppenheim, bis morgen, da antwortete sie: »Ich glaube nicht.« Zehn Minuten später erlitt sie einen weiteren Herzinfarkt und starb.

»Unerwartet« schrieben die Biografen. Doch für die Künstlerin war es das nicht. Sie hatte diesen Tag 36 Jahre lang vorhergesehen. Fünf Wochen vor ihrem Tod, an ihrem 72. Geburtstag, hatte sie ein weiteres Mal prophezeit: »Ich sterbe noch vor dem ersten Schnee.« Seine Tante habe »einen unangreifbaren Willen« gehabt, erzählte ihr Neffe Adrian Bühler viele Jahre später der Basler ›TagesWoche‹. »Nicht einmal beim eigenen Tod ließ sie sich auf Kompromisse ein. Sie hatte sich in den Kopf gesetzt, dass es mit 72 zu Ende sein würde, und so kam es auch.«

Die Kraft der Gedanken

Zufall? Wille? Oder die Kraft der Überzeugung, die eine Vorstellung Wirklichkeit werden lässt? Beispiele für selbsterfüllende Prophezeiungen, die bis zum Tod gehen, gibt es viele. Da sind die Berichte über Zen-Mönche und Indianer, die sich, in der festen Überzeugung, dass ihr Ende nun gekommen sei, zum Sterben zurückziehen und dann auch tatsächlich aus dem Leben scheiden. Oder von Ureinwohnern Afrikas und Südamerikas, die von Stammesmitgliedern mit einem Voodoo-Zauber belegt werden und sterben, einfach nur, weil sie fest daran glauben, verflucht zu sein und sterben zu müssen. Und immer wieder hört man von Eheleuten, die viele Jahrzehnte miteinander verbracht haben und sich nicht einmal vom Tod scheiden lassen. So wie Les und Helen Brown aus Long Beach in Kalifornien, die nach 75 gemeinsamen Jahren noch ihre Kronjuwelenhochzeit feierten und dann kurz nacheinander starben, beide 94 Jahre alt.

Krank waren die beiden da schon lange gewesen. Helen hatte zuletzt mit Magenkrebs zu kämpfen, Les litt unter der Schüttellähmung Parkinson. Doch dass es so plötzlich mit beiden zu Ende gehen würde, hatten auch die Angehörigen nicht erwartet. Am Abend des 16. Juli schloss Helen für immer die Augen. Und keine elf Stunden später, am nächsten Morgen, folgte Les ihr nach. Nur ein paar Abendstunden, keinen einzigen Tag hatte Les mehr ohne seine Frau zugebracht.

Romantiker werden sagen, dass Les ohne seine geliebte Helen einfach keinen Lebenswillen mehr hatte; dass er nun, da sie nicht mehr da war, versuchte, im Tod wieder mit ihr vereint zu sein. Nüchterne Zeitgenossen dagegen könnten das zeitnahe Ableben der beiden alten Herrschaften auch als Zufall abtun: Die Browns waren hochbetagte Menschen. Für beide war es eben an der Zeit zu gehen.

Weshalb Les direkt nach Helen starb, wird nie mit Gewissheit zu ergründen sein. Doch nicht nur Romantiker, auch Mediziner erkennen mittlerweile an, dass Menschen mitunter ohne offenkundig tödliche äußere Einflüsse sterben, wenn sie glauben oder wenn sie wollen, dass es an der Zeit ist. Sie sterben offenbar, wenn durch Vorstellungen, Überzeugungen oder Trauer Prozesse in ihrem Inneren ausgelöst werden, die dazu führen, dass lebensnotwendige körperliche Funktionen aussetzen.

Wahrscheinlich ist diese Art von Tod, auch psychogener oder Seelentod genannt, nicht einmal so selten. Immerhin finden Ärzte für zehn Prozent aller Todesfälle keine medizinische Erklärung, sagt Wolfgang Eisenmenger, der ehemalige Leiter der Rechtsmedizin an der Ludwig-Maximilians-Universität München. Er erzählt von einer Mutter mittleren Alters, der ihr eigener Sohn ein Messer in den Oberschenkel gestochen hatte. »Obwohl die Wunde nicht tief war, starb sie noch im Krankenwagen«, so Eisenmenger. Ähnlich wie bei dieser Frau komme es immer wieder vor, »dass Erwachsene im besten Alter aus voller Gesundheit heraus sterben«.

Auch Sam Shoeman ist wahrscheinlich seiner Überzeugung erlegen. Als der US-Amerikaner gut 70 Jahre alt war, erzählten ihm Ärzte im Krankenhaus, er habe nur noch wenige Monate zu leben. Auf Röntgenaufnahmen hätten sie einen gigantischen Tumor in seiner Leber entdeckt, der schon gestreut habe. Shoeman fasste im Angesicht des Todes einen Entschluss: Wenigstens bis Weihnachten wollte er noch durchhalten. Tatsächlich stabilisierte sich sein Zustand, im Kreis seiner Lieben verbrachte er ein letztes Weihnachtsfest. Doch am Neujahrstag ging es ihm wieder schlechter, er kam ins Krankenhaus und starb am Tag darauf.

Nur: Sam Shoeman hatte gar keinen tödlichen Krebs. Bei der Autopsie fanden Ärzte lediglich einen winzigen Knoten, der ihn gewiss nicht umgebracht hatte. Getötet hatte ihn offenbar seine Überzeugung, bald sterben zu müssen. »Nicht nur er, auch seine Verwandten glaubten fest an sein baldiges Ableben«, so erklärte es der Endokrinologe Clifton Meador von der Vanderbilt University, der viele solcher Fälle von einem psychisch bedingten Tod gesammelt hat. Sein Fazit: »Der Mann starb nicht an Krebs, sondern daran, dass er glaubte, an Krebs zu sterben.«

Der Tod durch Vorstellungskraft ist der wohl extremste Vorgang, der aus dem Zusammenspiel von Seele, Nerven und Immunsystem resultieren kann, aus den Vorgängen also, die die Psychoneuroimmunologie erforscht. Im Grunde handelt es sich um eine besonders drastische Form des Nocebo-Effekts, des Gegenteils vom Placebo-Effekt. Menschen können durch den Glauben, ein Medikament helfe ihnen, tatsächlich gesund werden – auch wenn es sich nur um ein Scheinpräparat mit Traubenzucker handelt. Ebenso anerkannt ist der Nocebo-Effekt. Manche Menschen müssen nur den Beipackzettel mit den vielen Hinweisen auf Nebenwirkungen lesen. Schon werden sie krank.

Die Verbindung zwischen dem Geist, der von Dingen überzeugt ist, und dem Körper, der krank wird oder gar seine Lebensfunktionen einstellt, mag geheimnisvoll wirken, aber überirdisch ist sie nicht. Denn bei beiden spielen Nerven- und Immunsystem eine fundamentale Rolle. So kann der Stress, den die Vorstellung vom baldigen Ableben auslöst, die Zellen des Nerven- und Immunsystems dazu anregen, ihre hochwirksamen Botenstoffe auszuschütten. Beim psychogenen Tod scheinen diese den Organismus so stark anzugreifen, dass er aufhört zu leben. »Trauer und Depression bestehen ja nicht aus Luft«, sagt Wolfgang Eisenmenger, vielmehr werden sie im Gehirn zu biochemischen Substanzen. Hormone können dann zusammen mit Veränderungen des vegetativen Nervensystems, das die inneren Organe versorgt, den Tod auslösen.

Die Geburtsstunde der Psychoneuroimmunologie

Auch Voodoo ist damit weit mehr als nur Magie. Das hat man vor rund 50 Jahren zu verstehen begonnen. Damals machte ein Psychologe nämlich eine Beobachtung, die er selbst zunächst kaum glauben konnte. Er entdeckte, dass Süßstoff tödlich sein kann. Ja, einfacher Süßstoff, in kleinen Mengen. Verblüffend: Wenn die Ratten in seinem Labor nur den Geschmack des künstlichen Süßmachers wahrnahmen, starben sie am kleinsten Schnupfen. Ihr Immunsystem wehrte Viren nicht mehr ab. Es reagierte einfach nicht mehr auf diese und andere Erreger, es war wie tot. Dabei beeinträchtigt Süßstoff, gleich welche Marke, gleich welche Substanz, doch gar nicht die Fähigkeit, Infektionen abzuwehren. Wie also konnte das sein? Was war passiert?

So tragisch das Ergebnis für die Ratten war, so erhellend war es für die Menschheit: Als der US-amerikanische Psychologe Robert Ader im Jahr 1974 die tödliche Anfälligkeit der Nagetiere nach dem Schlecken des Süßmachers beobachtete, war er verzückt. Denn der Tod der Ratten bewies, was Ader lange vermutet hatte: Das Immunsystem wird durch die Kraft von Geist und Seele beeinflusst. Es wird schwach, sobald im Kopf die Überzeugung herrscht, dass es gerade geschwächt sein müsste.

Der Süßstoff hatte natürlich nicht gleich beim ersten Mal und auch nicht einfach so diese verheerende Wirkung. Sonst wären künstliche Süßungsmittel mittlerweile wohl längst nicht mehr auf dem Markt, statt täglich Hunderten Millionen Menschen bei der Kontrolle ihrer Kalorienzufuhr beizustehen. Die

Ratten starben, weil ihnen zuvor ein unheilvoller Zusammenhang nahegebracht worden war: Eine Zeit lang hatte Ader den Tieren immer dann, wenn er ihnen Süßstoff ins Futter mischte, zugleich Cyclophosphamid gespritzt – eine Substanz, die das Immunsystem schwächt.

Am Ende waren die Ratten so konditioniert wie einst der Hund des Doktor Pawlow, der in Erwartung seines Futters schon sabberte, wenn er bloß ein Klingeln hörte. Nur ging die Konditionierung der Ratten weit über einen einfachen Reflex hinaus: Ihr ganzes Immunsystem fuhr beim Geschmack des Süßstoffs herunter, so als hätten sie zusammen mit der süßen Substanz wieder Cyclophosphamid bekommen. Der Süßstoff wirkte plötzlich ganz allein wie das Arzneimittel – er hatte bei den konditionierten Ratten fortan die gleiche Wirkung wie ein starkes Immunsuppressivum aus der Klinikapotheke.

Für diese überraschende Folge konnte es nur eine Erklärung geben, dachte sich Robert Ader: Offensichtlich hört das Immunsystem auf die Signale des Geschmackssinns, beide scheinen miteinander verbunden zu sein. Es musste also eine Beziehung zwischen dem Nervensystem und dem Immunsystem existieren. Eine damals ungeheuerliche Idee.

Sie erschütterte nämlich ein Dogma über das Immunsystem, das sich in den Köpfen festgesetzt hatte – die Überzeugung, dass die Immunabwehr völlig autonom arbeitet. Diese Überzeugung hatte sich über viele Jahrzehnte der Erforschung des Immunsystems in Wissenschaft und Medizin etabliert. So komplex und verwirrend das Immunsystem selbst auch ist mit seinen vielen verschiedenen Akteuren (von den evolutionär bodenständigen und eher einfach gestrickten Fresszellen bis hin zu den hochentwickelten B-Zellen mit ihren intelligenten Präzisionswaffen, den Antikörpern), so fein abgestimmt seine orchestrierten Antworten auf Erreger, die von außen kommen, auch wirken – so faszinierend autark scheint es auf den ersten Blick zu arbeiten. Es funktioniert nämlich auch außerhalb des Körpers, in Petrischalen im Labor. Auch dort vermag es seine Feinde zu erkennen und effektiv zu bekämpfen. Daher dachte man, es handle sich beim Immunsystem um eine eigene Macht im Körper, die selbstständig dafür sorgt, dass der Organismus gesund bleibt, und die nicht weiter auf andere Teile des Körpers reagiert.

Robert Aders überraschende Experimente aber stellten diese Ansicht auf den Kopf. Sie gelten heute als die Geburtsstunde der Psychoneuroimmunologie. Denn sie machten klar: Seele, Nerven und Immunsystem haben direkten Einfluss aufeinander, keines dieser Systeme ist unabhängig. Im Körper findet vielmehr ein großes Konzert all dieser Akteure statt, und wenn einer von ihnen aus dem Takt gerät, fangen auch die beiden anderen an, den Rhythmus zu verlieren. Ebenso gilt aber: Wenn ein Akteur gesundet, dann kann er die anderen mit zurück auf die gute Seite des Lebens ziehen. Jeder kennt das Gefühl dieser unvergleichlichen Euphorie, wenn es einem nach einer Woche mit einer schweren Erkältung im Bett endlich besser geht und man wieder klar denken kann.

Dass Körper und Seele einander irgendwie beeinflussen, wusste man zu dieser Zeit längst, die Idee beschäftigt die Medizin schließlich seit Anbeginn, schon aus der Antike existieren dazu Schriften. Etabliert hatte sich mittlerweile auch die Psychosomatik, wonach eine kranke Seele den Körper krank machen kann und ein kranker Körper sich im Zustand der Seele niederschlägt. Doch erst mit der Psychoneuroimmunologie erhielt dieses Konzept eine naturwissenschaftliche Grundlage. Man begann nun wirklich zu verstehen, weshalb die

Seele, weshalb Erlebnisse, weshalb Erwartungen, weshalb Trauer, Wut und Freude sich nachweislich auf den Körper auswirken können – und wie.

Seither ist immer deutlicher geworden, wo die Schnittstellen zwischen Körper und Seele bei der Entstehung und Bewältigung von Krankheiten genau liegen. Die Psychoneuroimmunologie verrät, weshalb und auf welchem Weg Stress unseren Körper beeinflusst. Weshalb Psychotherapie überhaupt wirken kann. Und weshalb sich manche Krankheitsbilder – Multiple Sklerose zum Beispiel oder Rheuma – verschlechtern, wenn der Patient oder die Patientin Belastendes erlebt.

Wie das funktioniert, haben mittlerweile zahlreiche Experimente und Untersuchungen gezeigt: Wenn Seele und Immunsystem miteinander in Wechselwirkung treten, läuft vieles davon über die Nerven. Denn Nerven- und Immunsystem können direkt miteinander kommunizieren, weil sie eine gemeinsame Sprache entwickelt haben: Auf den Nervenzellen finden sich Moleküle, an denen die Botenstoffe des Immunsystems direkt andocken können, und umgekehrt haben Immunzellen Antennen für Botenstoffe, die von Nervenzellen hergestellt werden.

Die Psychoneuroimmunologie schließe daher eine Lücke, sagt Christian Schubert, der als Arzt, Psychologe und Psychotherapeut an der Medizinischen Universität Innsbruck forscht. »Sie baut eine Brücke zwischen den harten Daten der molekularen Medizin und der Labormedizin auf der einen Seite und der Seele auf der anderen, dem Menschen als sozialem Wesen also.« Mit Hilfe dieser neuen Brückenwissenschaft, sagt Schubert, sei es in der Wissenschaftsgeschichte zum ersten Mal gelungen, nichtstoffliche Aspekte des Lebens, wie soziale Beziehungen, Gesellschaft und letztlich auch Kultur, in Verbindung zu bringen mit dem Körperinneren – bis tief hinein in die Zellen und Zellkerne. Somit eröffnet die Psychoneuroimmunologie nicht weniger als einen neuen Blick auf den menschlichen Organismus mit seinem Zusammenspiel von Körper, Seele und Geist.

Ein buntes Miteinander von Wechselwirkungen

Das Immunsystem ist nämlich viel mehr als nur ein Spiegel der Seele, es bestimmt über die Seele und sogar über unser Verhalten mit. Und wie gut es arbeitet, wird umgekehrt auf biochemischem Weg von der Seele und ihrem Zustand beeinflusst, also auch von den Erlebnissen, die ein Mensch hat. Wie nachhaltig äußere Einflüsse auf die Abwehrkräfte des Körpers einwirken, ist gut belegt. So bekommen Menschen nach einschneidenden Veränderungen wie dem Tod des Partners oder dem Verlust des Arbeitsplatzes besonders leicht einen Infekt und leiden besonders lange daran. Körperliche Wunden heilen langsamer, wenn Menschen etwa durch die Pflege eines Angehörigen sehr in Anspruch genommen sind. Und vernachlässigte Kinder bekommen häufiger Infekte als Kinder, die in einem liebevollen Umfeld aufwachsen.

Die Effekte können erstaunlich hartnäckig sein: Psychisch belastende Ereignisse wirken sich oft ein ganzes Leben lang auf die Abwehrkräfte aus. So sterben Kinder, die Vernachlässigung oder Misshandlung erleiden mussten, durchschnittlich 20 Jahre früher als solche ohne eine derart befrachtete Vorgeschichte. Psychische Belastungen erwiesen sich in Langzeitstudien sogar als größerer Risikofaktor für einen Herzinfarkt als die klassischen Risikofaktoren wie Übergewicht und Rauchen. Allerdings kann man auch hier gegensteuern, wie wir in den folgenden Kapiteln sehen werden. Denn auch das gehört zu den Ergebnissen der Psychoneuroimmunologie: Wenn man mit psychischen Belastungen positiv umgeht, wenn man sie dosiert, indem man nicht zu viele Baustellen im Leben eröffnet und schlimme Erinnerungen nicht immer zulässt, wenn man Belastungen in sein Leben integriert und das Beste daraus macht, kann man schwerwiegende negative Auswirkungen auf die körperliche Gesundheit abwehren.

Das Immunsystem ist aber nicht nur Opfer von Krankheiten, es mischt bei der Entstehung von Krankheiten und bei den Reaktionen darauf auch kräftig mit. So verschieden die Auslöser von Krankheiten sein können, so unterschiedlich sind auch die Reaktionen des Immunsystems. Es reagiert im Grunde genommen auf all jenen Wegen, auf denen ein Mensch auch krank werden kann.

Wir haben im Vorwort schon gesehen: Jede Krankheit ist irgendwie alles – sie ist körperlich und psychisch. Und sie ist darüber hinaus auch sozial. Schließlich machen auch soziale Umstände krank – Armut zum Beispiel, Vernachlässigung, Mobbing oder Einsamkeit. Genauso reagiert die Immunabwehr: Auch sie hat körperliche, psychische und soziale Auswirkungen. Selbstverständlich arbeitet das Immunsystem zunächst einmal körperlich, indem es seine Zellen aktiviert und Botenstoffe ausschüttet, um die Wundheilung anzukurbeln, Viren zu bekämpfen oder ein ins Stottern geratenes Kommunikationssystem im Körper wieder zum Laufen zu bringen. Dieser Abwehrkampf ist vor allem eine Entzündungsreaktion; man entwickelt Fieber, Kopf- und Gliederschmerzen allein dadurch, dass das Immunsystem im Körper tobt.

Über seine Wechselwirkung mit dem Nervensystem beeinflusst das Immunsystem zugleich unsere Gedanken und Gefühle – und damit auch unser Verhalten. Sobald die Körperabwehr merkt, dass sie gegen einen Krankheitserreger kämpfen soll, signalisiert sie das dem Gehirn. »Das Immunsystem funktioniert dabei wie ein Frühwarnsystem«, sagt der Psychoneuroimmunologe Christian Schubert.

Die Folgen sind psychisch und sozial: Man fühlt sich krank, schon bevor der Körper richtig krank ist. Man hat keine Lust mehr auf fremde Menschen, ist antriebs- und appetitlos, man will nur noch seine Ruhe. Der Körper geht in den Energiespar- und Gefahrenminimierungsmodus. Und die Abwehrkräfte rufen: ab ins Bett!

Das ist ein geschickter Schachzug des Immunsystems. Denn mit diesem Ruf nach Schonung gibt das Immunsystem bei einer akuten Infektion eine Handlungsanleitung dafür, was jetzt gut und richtig wäre zum Wohle des Gesamtkonzepts Mensch. Der Körper braucht das jetzt so, damit man sich wirklich ins Bett legt und er sich regenerieren kann, schließlich hilft der Schlaf dem Immunsystem, und wenn man ruht, spart man Energie – die Ressourcen können in den Heilungsprozess fließen. Es hilft natürlich, wenn der Mensch Keime und andere Angriffe auf seine Gesundheit nicht nur biologisch bekämpft, sondern sich auch vernünftig benimmt.

So sorgt das Immunsystem mit Hilfe des Gehirns dafür, dass man die richtigen Dinge tut. Man sucht lieber den Kontakt zu vertrauten Personen, von denen man sich gerne gesundpflegen lässt. Auf diese Weise schützt man sich davor, sich noch zusätzliche oder gar unbekannte Keime einzufangen und seelischen wie körperlichen Risiken auszusetzen, die eine Begegnung mit Fremden mit sich bringt. Und Appetit hat man sowieso keinen, so mindert man ganz nebenbei die Gefahr, sich mit dem Essen weitere Infektionen einzuhandeln. Experten sprechen von »Sickness Behaviour«, dem Krankheitsverhalten, man könnte es auch Gesundwerdverhalten nennen. Ganz ähnlich wie Menschen mit einem akuten Infekt fühlen sich übrigens Menschen mit einer Depression. Neuere Forschung geht deshalb davon aus, dass zumindest manche Depressionen vom Immunsystem gesteuert sein könnten (siehe Kapitel 7). Demnach könnte es mehr als nur die erwartbare Folge der Krankheit sein, dass viele Leiden, bei denen das Immunsystem eine Rolle spielt, mit einer Depression einhergehen – Rheuma zum Beispiel, Schuppenflechte oder Morbus Bechterew. Hier leidet die Seele offenbar nicht nur deshalb, weil der Mensch eben schwer krank ist und die unangenehmen körperlichen Auswirkungen der Krankheit seine Stimmung beeinträchtigen. Vielmehr befördern die Abwehrkräfte den Wunsch nach Ruhe. Obwohl das bei diesen Krankheiten anders als bei einer Infektion gar nicht nötig ist und sogar kontraproduktiv sein kann.

Mit seinen Anweisungen dringt das Immunsystem aber natürlich nicht immer durch. Allzu oft setzen wir uns über seine Signale hinweg, und manchmal reicht ein bisschen Ausruhen auch nicht mehr. Ist der Stress zu groß, werden Körper und Immunsystem nachhaltig geschädigt. Allerdings kann Stress auch förderlich für die Immunabwehr sein: Wenn er nicht zu stark wird und wir ihm positiv begegnen, stimuliert er die Immunfunktion, wie wir in Kapitel 4 noch genauer sehen werden. Kein Wunder also, dass die Stressforschung ein wesentliches Betätigungsfeld von Psychoneuroimmunologen ist.

Manches reflexhafte Verhalten soll uns auch davor schützen, überhaupt krank zu werden. Auch hier spielen Nervensystem, Psyche und Immunsystem zusammen: Über die Nerven nehmen wir unsere Umwelt ständig wahr. Wenn wir dabei etwas Unangenehmes riechen, suchen wir das Weite. Das hält uns davon ab, Gifte einzuatmen oder verdorbenes Essen zu uns zu nehmen. Auch der Anblick von Krankheit sorgt dafür, dass wir – so unsozial das mitunter auch wirken mag – von Natur aus mit Ekel oder Vorsicht reagieren und zumindest Abstand halten. Die Immunzellen fahren bei der Gelegenheit sicherheitshalber schon mal in den Aktivitätsmodus.

Somit erklärt die Psychoneuroimmunologie, weshalb wir intuitiv oft richtig reagieren, wenn wir unseren Körper schonen oder Gefahren aus dem Weg gehen; weshalb sich Schieflagen in unserem Leben aber oft auch ausdehnen und weshalb Stress oder Sorgen dazu führen, dass man Infekte nicht mehr gut abwehren kann. Ebenso macht sie aber deutlich, dass das Immunsystem stark werden kann, wenn man seinen Geist und seine Seele dahingehend trainiert. Wie einfach das mitunter geht, zeigt ein lustiges Experiment mit Fotos von Schnupfennasen. Schon beim bloßen Anblick solcher Bilder fährt das Immunsystem hoch – die Abwehrzellen bilden mehr von dem Botenstoff Interleukin-6, dem Dirigenten der Immunantwort. Der Körper wappnet sich für den Schnupfen, obwohl dieser noch fern ist, obwohl nur der Geist gerade eine Bedrohung wahrnimmt, noch dazu keine reale, sondern einfach ein Foto davon. So bedrohlich Ängste und Sorgen also sind: Sie demonstrieren zugleich eine beeindruckend positive Fähigkeit der Suggestion. Und man kann sie für sich nutzen, denn so dramatische Ausmaße die Überzeugung annehmen kann, dass man krank wird oder gar sterben muss – es gilt auch das Umgekehrte. Auch die Überzeugung, dass man eine Krankheit bewältigen wird, hat eine ungeheure Kraft.

3 Ein starkes Team

Das Immunsystem – wie es funktioniert und was es leistet

Selbst wenn wir uns einsam fühlen, sind wir alles andere als das. Um uns herum ist Leben, immerzu. Uns umgibt ein wahrer Ozean an Organismen, es sind Aber- und Abermilliarden. Und viele davon sind uns sehr, sehr nah: Rund 100 Trillionen Mikroorganismen leben in und auf unserem Körper, das sind satte zwei Kilogramm an Bakterien, Viren und Parasiten. Sie tummeln sich auf unserer Haut, in der Mundhöhle und in unserem Darm – all jenen Gegenden unseres Körpers, wo Haut oder Schleimhaut unsere Grenze zur Außenwelt bilden. Im Vergleich zu dem, was auf und in uns lebt, ist diese Außenwelt, gleich, ob es sich um die Toilettenschüssel handelt, die Computertastatur, die Spüle oder den Putzlappen, sogar wenig belebt. Aber Keime gibt es auch dort jede Menge. Keime gibt es überall.

Unter ihnen sind viele freundliche Wesen. Etwa 99 Prozent der Mikroorganismen »da draußen« belasten den Menschen nicht weiter oder tun ihm sogar gut. Aber es sind auch immer wieder feindliche darunter, die uns schwer krank machen können. Deshalb brauchen wir unser Immunsystem. Sein Job ist es, uns gesund zu erhalten, während wir tagtäglich durch ein Meer voller Mikroben tauchen.

Es ist allerdings ein großes Missverständnis, dass das Immunsystem dazu alles bekämpft, was fremd ist. Das ist keineswegs der Fall – und wenn es das täte, wäre das desaströs, nicht nur für das Leben all der freundlichen Mikroben um uns herum, sondern auch für das Leben des Menschen. Schließlich brauchen wir nicht nur das, was wir selbst sind, unsere eigenen Zellen. Wir brauchen auch viele dieser Fremdlinge, die uns umgeben. Nur mit ihnen gemeinsam sind wir gesund, nur mit ihnen können wir die Nahrung bestmöglich verdauen, nur mit ihnen entsteht auf der Haut ein Milieu, das für genügend Feuchtigkeit und eine geschlossene Schutzschicht sorgt.

In der Pandemie hat sich die Idee noch einmal stärker durchgesetzt, Keime aller Art seien gefährlich und schädlich. Aber dem ist nicht so. Keime auf der Haut sind vielmehr sehr nützlich, und gesund sind eher jene Menschen, auf denen eine besonders große Vielfalt an Mikroben lebt. So zeichnen sich Patientinnen und Patienten mit der Hautkrankheit Neurodermitis durch eine besonders geringe Keimvielfalt aus. Auch bei anderen Hautkrankheiten wie Akne, Schuppenflechte und Rosazea, einer chronischen Entzündung der Gesichtshaut, scheint das Gleichgewicht der Mikroben, des sogenannten Mikrobioms, gestört zu sein.

Das Immunsystem wird oft wie eine hochgerüstete Armee beschrieben, wie eine gefährliche Eingreiftruppe oder eine wild gewordene Gang. Das Bild passt ja auch gut, wenn es um die Aufgabe des Immunsystems geht, Eindringlinge abzuwehren oder subversive Kräfte im Inneren ausfindig und unschädlich zu machen. Doch dabei muss das Immunsystem sehr genau unterscheiden, wen es bekämpft. Es darf eben nicht wild um sich schießen. Es darf auch nicht einfach alles »Fremde« angreifen, sondern nur feindliche Wesen, das ist nicht dasselbe. Im Grunde ist es wie ein Türsteher, der alle reinlässt, die fröhlich und friedlich mitfeiern wollen, auch wenn er sie nicht kennt, aber all jene abweist oder wieder rausschmeißt, die nur gekommen sind, um Stunk zu machen.

In der Regel weiß das Immunsystem bestens zwischen Freund und Feind zu unterscheiden, da ist ihm klar, was nur fremd ist, aber trotzdem ein Freund, und was der Feind. Mit den allermeisten Mikroben, mit denen wir unseren Körper und diesen Planeten teilen, geht das Immunsystem friedlich um, in fruchtbarer Kooperation zum beiderseitigen Vorteil. Das liegt daran, dass es sich von klein auf in Toleranz übt. Gegenüber dem eigenen Körper, aber auch gegenüber den freundlichen Mitbewohnern – im Grunde gegen alle Strukturen, die ihm regelmäßig in großer Zahl begegnen. Darunter sind auch viele, die nicht zum eigenen Körper gehören. Pflanzenpollen zum Beispiel oder Bakterien, die immer wieder auf der Haut vorkommen oder im Fell der Tiere, mit denen man zusammenwohnt. »Für diese Toleranz verwendet das Immunsystem sehr viel Energie«, sagt Carsten Watzl, Professor für Immunologie am Leibniz-Institut für Arbeitsforschung der TU Dortmund und Generalsekretär der Deutschen Gesellschaft für Immunologie. Weil diese Prozesse in der Regel sehr gut funktionieren, bekämpft das Immunsystem nicht grundsätzlich alles Fremde. Sondern es beäugt alles, was ihm neu erscheint. Im Neuen, Unbekannten sieht das Immunsystem eine potenzielle Gefahr. Und es versucht dann herauszufinden, ob dieses Neue gefährlich oder ungefährlich ist.

Wenn tatsächlich ein Problemkeim in den Körper eindringt,

ist die Aufgabe des Immunsystems sonnenklar: Es muss die Bedrohung ganz schnell erkennen und zerstören, damit der Keim sich gar nicht erst gefährlich vermehren kann. Und zwar möglichst, ohne dabei Schaden am eigenen Körper anzurichten, also das eigene Gewebe mit seiner Munition versehentlich in Mitleidenschaft zu ziehen oder die eigene Gesundheit zu beeinträchtigen. Das, so muss man auch als größter Fan des Immunsystems einräumen, gelingt ihm leider nicht immer.

Der koordinierte Angriff des Immunsystems auf einen wie auch immer gearteten Gegner heißt »Entzündung«. Der Begriff kommt wohl daher, dass der Ort der Immunreaktion rot und warm ist, als wäre da etwas in Brand gesetzt worden, aber Feuer legt hier niemand. Tatsächlich gibt es vier zentrale Kennzeichen, die eine Entzündung charakterisieren und deren lateinische Bezeichnungen alle auf »or« enden: Dort, wo Immunzellen ihre wichtige Aufgabe erledigen, herrschen Calor, Rubor, Tumor und Dolor – Wärme, Rötung, Schwellung und Schmerz. So hat es schon der Römer Aulus Cornelius Celsus, einer der großen Medizinschriftsteller der Antike, kurz nach Christi Geburt erstmals beschrieben. 150 Jahre später fügte der Arzt und Universalgelehrte Galenus von Pergamon noch als fünftes Merkmal die Funktionseinschränkung (Functio laesa) hinzu, leider ohne Endung auf »or«, weshalb sie bei der Aufzählung oft vergessen wird, obwohl sie eigentlich die schwerwiegendste Folge einer Entzündung ist. Aber auch wenn man für diese fünf mitunter durchaus unangenehmen Erscheinungen einer Entzündung gern den eingedrungenen Fremdkörper oder die Verletzung verantwortlich macht: Schuld daran ist weniger der fremde Keim, sondern vornehmlich das Immunsystem selbst.

Dieses besteht aus rund 20 verschiedenen Zelltypen, die

alle sehr spezielle Aufgaben haben. Damit in diesem hin und wieder etwas chaotisch wirkenden Team die eine Zelle weiß, was die andere tut, kommunizieren die Immunzellen über Botschaften, die sie in Form von Molekülen aussenden, die Zytokine. Diese Moleküle informieren andere Zellen, was sie zu tun haben, sie aktivieren sie, locken sie zum Infektionsort oder regen sie zur Teilung an. Sie heißen Zytokine, weil sie Zellen (»Zyto...«) in Bewegung (»Kinesis«) setzen. Und es gibt jede Menge davon: Entdeckt wurden mittlerweile allein 34 verschiedene Interleukine und drei verschiedene Klassen von Interferonen (alpha, beta und gamma), die bei der Abwehr von Viren und der Zerstörung von Tumorzellen direkt mithelfen. Aber das sind längst noch nicht alle Zytokine, mit denen Immunzellen eine Entzündung befördern können.

Gemeinsam rufen die Immunzellen und ihre Nachrichtenmoleküle die fünf Entzündungszeichen hervor. Wärme entsteht durch Zytokine wie Interleukin-1, Interleukin-6, Interleukin-8 und auch den Tumornekrosefaktor. Sie alle kurbeln den Stoffwechsel an, wodurch – wie oft, wenn jemand arbeitet – Wärme entsteht, und sie können letztlich auch zu Fieber im ganzen Körper führen. Weil zugleich manche Zytokine dafür sorgen, dass sich die Blutgefäße weiten, damit weitere Immunzellen herbeieilen können, kommt es zu einer erhöhten Durchblutung am Ort der Entzündung: Die Rötung entsteht. Je mehr Immunzellen einwandern, desto mehr Platz brauchen sie, das Gewebe muss sich zwangsweise ausdehnen, so kommt es zur Schwellung. Und weil der Platz mitunter gar nicht reicht und sich zu viele Zellen und zu viel Gewebsflüssigkeit am Entzündungsort zusammendrängen, ist am Ende oft ein mehr oder weniger ausgeprägter Schmerz die Folge. Den Schmerz verursachen manche Zytokine aber auch direkt, zum Beispiel der Tumornekrosefaktor. Das hat seinen Sinn, denn der Schmerz sorgt im besten Fall dafür, dass der Mensch, der ihn empfindet, den entsprechenden Körperteil ruhigstellt – und die Wunde dadurch besser abheilen kann.

So wichtig die Entzündungsreaktion ist: Es handelt sich um ein ganz schön aggressives Unterfangen. Zahlreiche schwer bewaffnete Zellen kommen zusammen, werfen mit Molekülen um sich, die die Temperatur des ganzen Körpers erhöhen, spritzen Gift, verschlucken, was ihnen in die Quere kommt, entsenden Präzisionswaffen und produzieren Stoffe, die noch mehr Zellen anlocken, die dann wiederum das Gleiche tun. Sie haben dabei nur ein Ziel: den feindlichen Eindringling aus dem Körper zu werfen.

Das tut dem Gewebe, in dem diese Verteidigungsaktion stattfindet, nicht unbedingt gut. Man spürt das auch – als geschwollene Nase, als Halsweh, Fieber oder Kopfschmerz. Ja, es stimmt, manche dieser Erkältungssymptome verursachen die Viren selbst, die sich in unseren Körperzellen vermehren und diese zum Platzen bringen. Aber am Unwohlsein während einer Infektion hat das eigene Immunsystem einen erheblichen Anteil. Da ist auch durchaus Absicht mit dabei. Man soll sich ja krank fühlen und sich ins Bett legen, damit genügend Energie für das Immunsystem bereitsteht und es erfolgreich seine Arbeit machen kann.

Wenn das Immunsystem über das Ziel hinausschießt

Es gibt ein Kunststück, das der Körperabwehr bei ihrer Auseinandersetzung mit feindlichen Zellen unbedingt gelingen muss: Sie muss aggressiv genug vorgehen, um erfolgreich zu sein. Aber sie darf auch nicht zu aggressiv sein und den eigenen Körper zu stark in Mitleidenschaft ziehen, der Nutzen durch die Abwehr des Eindringlings soll ja überwiegen. Das ist im Einzelfall schwer zu kontrollieren.

So passiert es immer wieder, dass das Immunsystem über die Stränge schlägt. Mitunter ist das so extrem, dass die Immunzellen in einen regelrechten Blutrausch geraten und einen erheblichen Schaden im Körper anrichten. Während der Covid-Pandemie ist das PIMS-Syndrom (»Pediatric Inflammatory Multisystem Syndrome«) als eine seltene, aber besonders erschreckende Spätfolge einer Corona-Infektion bei Kindern bekannt geworden: Dabei kommt es zu einer umfassenden Entzündung der Blutgefäße, die mit tagelangem hohem Fieber einhergeht und auch die inneren Organe angreifen kann, vor allem das Herz und den Magen-Darm-Trakt. »Das Immunsystem läuft plötzlich Amok und spielt völlig verrückt«, sagt Michael Schroth, der als Chefarzt der Cnopfschen Kinderklinik in Nürnberg eines der ersten deutschen Kinder mit PIMS in der Pandemie behandelte

Schon lange sind auch weitere Auswüchse von Immunreaktionen bekannt: Allergien und Autoimmunerkrankungen sind letztlich nichts anderes als überschießende Immunreaktionen, bei denen das Verhältnis von Abwehrkampf und Eigenschutz nicht mehr gewahrt ist. Das Immunsystem hat hier falsche Entscheidungen getroffen. Bei Allergien setzt sein Gespür für die Unterscheidung von harmlos und gefährlich aus, deshalb reagiert es völlig übertrieben auf unschuldige Pollen oder gesunde Nahrungsbestandteile. Und bei Autoimmunerkrankungen fehlt es ihm am Feingefühl für Selbst und Fremd, für Freund und Feind – es bekämpft Strukturen des eigenen Körpers, als wären sie schlimme Angreifer. Dabei wird auch seine gewaltige Schlagkraft deutlich: Beim Rheuma fügen die Immunzellen den Gelenken schweren Schaden zu, bei der Multiplen Sklerose zerstören sie nach und nach die Umhüllungen der Nerven. Die Folgen für den Körper sind beträchtlich, Patientinnen und Patienten mit Rheuma haben starke Schmerzen, und die Multiple Sklerose kann zu Schmerzen, Missempfindungen und Behinderungen führen.

Weshalb es dem Immunsystem in der langen Zeit seiner Evolution nicht gelungen ist, solche Auswüchse der eigenen Abwehrzellen zu verhindern, erklärt der Immunologieprofessor Carsten Watzl so: »Es ist eine Riesenaufgabe für das Immunsystem, angesichts unzähliger Keime und unzähliger Strukturen, gegen die es sich potenziell richten kann, immer die richtigen Entscheidungen zu treffen.« So überrascht es nicht, dass bei den vielen Tausend Entscheidungen täglich ab und zu auch mal was schiefgeht – aber statistisch betrachtet passiert das nicht häufig. »Insgesamt sind solche überschießenden oder fehlgeleiteten Immunreaktionen zum Glück relativ selten«, sagt Watzl. Wenn sie auftreten, wirken meist mehrere Auslöser zusammen. Zu genetischen Veranlagungen der Patientinnen und Patienten kommen meist noch Umweltfaktoren hinzu, zum Beispiel frühere überstandene oder chronische Infektionen, die es noch im Körper gibt. Denn wenn

Eltern eine Autoimmunerkrankung haben, entwickeln deren Kinder nicht zwangsläufig dieselbe Krankheit, sie ist also nicht direkt erblich, die Kinder haben nur eine genetische Disposition, die durch äußere Einflüsse hervorgekitzelt werden kann. Dabei macht es die Umwelt dem Immunsystem nicht immer leicht: Manche Strukturen in der Natur sind Molekülen im Körper sehr ähnlich, sodass ein Versehen leicht passieren kann.

Weshalb die Immunabwehr von Mensch und Hai so ähnlich ist

Insgesamt scheint die Evolution beim Immunsystem aber mit ihrem Werk zufrieden zu sein. Denn es besteht schon seit unfassbar langer Zeit in kaum veränderter Form. Während sich manche Erfindungen der Natur im Laufe der Jahrmillionen erheblich gewandelt haben – man denke nur an die Unterschiede zwischen dem menschlichen Auge und dem Facettenauge der Fliege oder dem Grubenauge des Regenwurmes –, ist sich das Immunsystem über einen solch langen Zeitraum treu geblieben.

Man teilt seine Zellen und Moleküle in zwei Abteilungen ein – die ältere »angeborene Immunabwehr« und die jüngere »erworbene Immunabwehr«. Wobei »jünger« in diesem Fall auch schon 400 Millionen Jahre bedeutet. Die Teams des Immunsystems haben sich nacheinander entwickelt, aber sie arbeiten miteinander. Und es gibt sie im Tierreich genauso wie beim Menschen.

Als sich die ersten Immunmoleküle vor 500 bis 600 Millionen Jahren entwickelten, entstanden zunächst nur Eiweiße, die Defensine, die Menschen auch heute noch in sich tragen.

Die Defensine waren bereits in der Lage, Krankheitserreger zu beschädigen, indem sie Löcher in deren Außenhülle (Membran) bohrten. Dann läuft ungehindert Wasser in die Erreger ein, sie platzen. Defensine durchbohren im Prinzip alles, was nach einem Bakterium aussieht, denn sie bevorzugen Membranen mit einem geringen Cholesteringehalt; die Membranen von höheren Wesen, die viel Cholesterin enthalten, fallen deshalb nicht in ihr Beuteschema.

Verstärkung erhielten die Defensine schon bald durch ein opulentes System von Abwehrmolekülen, das Komplementsystem. Neun Proteine, die Komplementfaktoren, aktivieren sich dabei nacheinander wie in einer Kaskade und bilden am Ende gemeinsam einen Komplex, der ebenfalls Zellmembranen durchbohrt und so den Untergang der Zellen einleitet. Auch das Komplementsystem gibt es im Menschen und vielen Tieren bis heute.

Neben dem Anbohren von Membranen hat es noch eine weitere Funktion: Die Komplementfaktoren markieren kranke oder gefährliche Zellen, damit sie von Immunzellen gefressen werden. Auch erste Zellen gehören nämlich schon zur angeborenen Immunabwehr. Die wohl ältesten sind die Phagozyten, eine Art Müllabfuhr im Körper: Diese Fresszellen verspeisen alles, was nicht in Ordnung ist – kranke Zellen ebenso wie alle möglichen anderen herumschwirrenden Bestandteile, die besser nicht herumschwirren sollten; Bruchstücke von Zellen oder Molekülen zum Beispiel. Dabei können sie im wahrsten Sinne des Wortes rund um sich herum fressen, denn sie haben weder einen Mund noch eine spezielle Öffnung, um Nahrung aufzunehmen. Sie stülpen einfach ihre eigene Umhüllung, die Membran, um die Zellen oder Moleküle, die sie verschlingen wollen, und nehmen sie so in ihr Inneres auf, dann verdauen sie sie.

Phagozyten gibt es in verschiedenen Größen: die großen, die »Makrophagen«, und die kleineren, die »Mikrophagen«. Letztere gehören zu den Granulozyten, die den Großteil der weißen Blutkörperchen stellen. In ihrem Inneren haben diese knubbeligen Zellen – ähnlich wie die bekannteren Mastzellen – Granula, die im Mikroskop wie Körnchen aussehen und allerlei ätzende Fracht in sich tragen. Dazu gehören Kampfmoleküle wie Heparin und Histamin, die Eindringlingen nicht gut bekommen.

Nun geht es allerdings auch los mit den problematischen Reaktionen des Immunsystems. Wer eine Allergie hat und das Wort »Histamin« liest, der weiß schon, dass die Arbeit der Mastzellen und Granulozyten nicht immer glimpflich abläuft. Es ist jene Immunabteilung, die typischerweise auch an allergischen Reaktionen beteiligt ist. Versehentlich attackieren Mastzellen und Granulozyten dann Fremdkörper, die sie für Parasiten halten, die aber gar keine sind. So kommt es zu Reaktionen gegen harmlose Pollen.

Wenn man über das angeborene Immunsystem spricht, darf man die NK-Zellen nicht vergessen, die »Natürlichen Killerzellen«. Das klingt martialisch, und tatsächlich sind diese Zellen, die ebenfalls zu den weißen Blutkörperchen gehören, sehr schlagkräftig. Sie richten sich vor allem gegen Viren. Zwar können sie diese nicht direkt bekämpfen, aber die Aufgabe von Killerzellen ist es, kranke Zellen zu eliminieren, und dazu gehören auch jene Zellen, die von Viren befallen sind.

Um auch Größeres verdauen zu können, gibt es neben den Mikrophagen die großen Fresszellen, die Makrophagen. Sie gehören ebenfalls zur angeborenen Immunabwehr, aber sie sind schon zwischen beiden Welten des Immunsystems unterwegs, sie sind die Vermittler zwischen der angeborenen und der erworbenen Immunabwehr. Wenn sie einen Fremdkörper fangen, präsentieren sie seine charakteristischen Teile (die Antigene) auf ihrer Oberfläche und zeigen sie so den hochtechnisierten Zellen der erworbenen Immunabwehr, damit diese sie leichter identifizieren und bekämpfen können.

Übrigens gehören auch äußere Schutzvorrichtungen wie die Haut, die Schleimhäute in den Atemwegen, im Magen-Darm-Trakt und an den Harnwegen zur angeborenen Immunabwehr. Diese bilden nicht nur die erwähnte Barriere zur Außenwelt, sie schaffen zudem ein besonderes Milieu, das Krankheitserreger nicht besonders schätzen – nämlich ein leicht saures. Schon dadurch wehren sie Eindringlinge ab. Deshalb ist es auch so wichtig, den sauren pH-Wert der Haut zu bewahren und diese nicht allzu oft mit Seife zu traktieren.

Hygiene ohne Fimmel

Wie jetzt? Und was ist mit den Viren?, werden da manche denken. In der Pandemie war Hygiene ein großes Thema, wir haben gelernt, wie wir richtig niesen und uns effektiv die Hände waschen. Manche Menschen haben das Plus an Hygiene auch auf den ganzen Körper ausgeweitet. Deshalb ist es an dieser Stelle vielleicht mal wichtig zu sagen: Hygiene ist ein wesentliches Mittel gegen Infektionskrankheiten. Aber Hygiene kann auch ganz schön ungesund sein.

Zu häufiges Duschen und Waschen ist jedenfalls nicht gut. Schon gar nicht jedes Mal mit Seife und bitte auch nicht zu heiß. Die Haut ist ein bewundernswertes Organ, das den Körper als Barriere gegen die Außenwelt schützt. Das kann sie aber nur, wenn sie gesund ist. Sie hat sich dazu, wie erwähnt, einen speziellen, leicht sauren pH-Wert und einen kleinen Zoo an Mikroorganismen angeschafft, der auf ihr lebt und sie bei ihrer Arbeit unterstützt. Es ist nicht gesund, diesem Zoo und dem für sein Überdauern notwendigen sauren Milieu ständig den Garaus zu machen. Auch darf man den Zusammenhalt der Hautzellen nicht zerstören.

Das tut man aber, wenn man die Haut zu häufig und zu heiß und mit zu viel Seife traktiert. Seife ist alkalisch, also das Gegenteil von sauer. Sie zerstört deshalb den Säureschutzmantel der Haut, einen leicht säuerlichen Film aus Schweiß und dem Sekret aus den Talgdrüsen der Haut.

Hinzu kommt, dass beim Duschen und Baden allein durch das Wasser die Barriere angegriffen wird, die die Haut gegen das Eindringen von unerwünschten Keimen errichtet hat. Ihre äußerste Schicht, die Hornschicht, besteht aus Hornzellen, die von einer Kittsubstanz aus Fettmolekülen zusammengehalten wird. Heißes Wasser aber lässt die Hornschicht aufquellen und löst den Fettanteil. Dadurch wird der Kitt beim Duschen und Baden geschädigt. Die Haut verliert Feuchtigkeit, Schadstoffe können nun ebenso wie Bakterien, Viren und Pilze hindurchgelangen. Vor allem Menschen mit trockener Haut können dadurch Ekzeme entwickeln.

Händewaschen ist eine extrem wirksame Maßnahme gegen ansteckende Krankheiten. Allerdings nicht, weil die Gefahr bestünde, Viren könnten durch gesunde Haut in den Körper gelangen. Vielmehr fasst man sich mit den Händen leider häufig – bewusst wie unbewusst – ins Gesicht und berührt dort Mund, Nase oder Augen. Die sind aber echte Eintrittspforten für die Viren, weil Erreger durch die Schleimhaut in den Körper eindringen können. Deshalb ist es durchaus sinnvoll, Hände und Finger sauber zu halten und sie regelmäßig auch mit Seife zu waschen. Je öfter man das tut, desto wichtiger ist es allerdings, dabei pH-neutrale Seife zu verwenden, die den Säureschutzmantel am Leben lässt.

Auch sollte man möglichst Seifen und Duschgel ohne Duft- und Farbstoffe benutzen, da diese der Haut ebenfalls nicht guttun. Abzuraten ist zudem von Hygieneseifen mit Bakteriziden wie Triclosan – die töten nämlich auch die guten Keime. Weitere Tipps für einen ebenso reinlichen wie pfleglichen Umgang mit der Haut sind: nach dem Duschen oder Waschen die aufgeweichte Haut nicht zu stark abrubbeln, sondern sanft abtupfen und zum Schluss eincremen, um ihr das Fett zurückzugeben.

Für den Rest des Körpers gilt zudem: Weniger ist sehr viel mehr. Tägliches Duschen ist für Menschen, die keine Hautkrankheit haben, in der Regel noch akzeptabel, zwei- bis dreimal Duschen pro Woche würde aber eigentlich reichen. An den verbleibenden Tagen könnte man sich an den entscheidenden Stellen mit einem Waschlappen waschen. Ein Vollbad ist übrigens noch intensiver. Das sollte man nicht häufiger als einmal pro Woche nehmen.

Vor allem sollte man Seife beim Duschen oder Baden höchstens einmal am Tag verwenden und nur an den Stellen, die das Waschen wirklich nötig haben, weil sie tatsächlich schmutzig sind oder dem persönlichen Wohlgeruch entgegenarbeiten – die Achselhöhlen, der Schambereich und die Füße zum Beispiel.

Wie gut man damit durchs Leben kommt, zeigt auch der Blick 70 Jahre zurück: Da haben die Menschen einmal in der Woche ein Vollbad genommen und ansonsten vielleicht mal zum Waschlappen gegriffen. Ihrer Gesundheit hat das nicht geschadet. Im Gegenteil: Es gab kaum Allergien.

Die Immunrevolution

Die angeborene Immunität ist also schon reichlich komplex, und sie bildet bereits eine sehr gute und vertrauenswürdige Phalanx zum Schutz des Körpers. Die dazugehörenden Zellen und Moleküle reagieren schnell und können dem Organismus eine ganze Bandbreite von unangenehmen Eindringlingen vom Hals halten. Entsteht irgendwo eine Wunde, sind im Nu ein paar Millionen Zellen des angeborenen Immunsystems zur Stelle und beginnen mit der Arbeit.

Aber die angeborene Immunität hat auch einen nicht zu vernachlässigenden Nachteil: Ihre Zellen und Moleküle sind in ihren Bohr- und Fressvorhaben nicht besonders gut zu steuern, sie schießen und fressen einigermaßen wild um sich und vergessen dann auch schnell wieder, womit sie sich eben noch beschäftigt haben. Auch sind sie nicht jedem Eindringling gewachsen.

Gut also, dass sich später in der Evolution Abwehrmechanismen entwickelten, die aufmerksamer sind, Fremdkörper sehr gezielt ausmachen und dabei sorgsamer zwischen »gefährlich« und »ungefährlich« zu unterscheiden wissen. Das war allerdings lange nachdem sich die erste Abwehrlinie entwickelt hatte, das passierte vor rund 480 Millionen Jahren, als die Wirbeltiere entstanden und auch schon die ersten Haie und Rochen (genannt »Plattenkiemer«) die Weltmeere durchstreiften. Die neue Klasse der Wirbeltiere brachte eine echte Innovation der Immunabwehr mit sich. Ihre Körperabwehr war nämlich in der Lage, feindliche Strukturen sehr spezifisch zu erkennen und zu bekämpfen. Und das Beste daran: Diese neue, »erworbene Immunabwehr« konnte sich sogar merken, gegen wen sie schon einmal gekämpft hatte. »Haie haben mehrere Massensterben überlebt, bei denen zahllose andere Gruppen verschwanden«, sagt der Immunologe und Molekulargenetiker Gary W. Litman, ein Experte für die Evolution des Immunsystems. »Ohne ein außerordentlich schlagkräftiges Immunsystem ist ein derartiger evolutionärer Erfolg kaum vorstellbar.«

Bis heute haben sich die Mechanismen erhalten, die die Haie und Rochen »erfunden« haben; auch der Mensch trägt die erworbene Immunabwehr in sich, sie ist ein echtes Erfolgskonzept der Evolution. Denn im Laufe eines Menschenlebens lernen seine Zellen immer neue Erreger kennen und entwickeln immer neue Strategien gegen diese. Manche Expertinnen und Experten sagen, das Immunsystem sei eigentlich schlauer als das Gehirn.

Die Neuen unter den Abwehrzellen

Neu in den Abwehrtruppen des Immunsystems sind nach dieser Immunrevolution vor allem weitere Arten von weißen Blutkörperchen: die T-Zellen und die B-Zellen mit ihren Antikörpern. Diese Einheiten (benannt nach ihrem Entstehungsort in der Thymusdrüse bzw. im Knochenmark, engl. *b*one marrow) sind in ihrer Reaktion auf Fremdkörper nicht ganz so schnell wie die Protagonisten der angeborenen Immunität, die deshalb auch als erste Linie der Immunabwehr gilt. Wenn ein Virus einen Körper befällt, ist diese vorderste Linie sofort zur Stelle und reaktionsbereit, deshalb ist sie bis heute trotz ihrer vergleichsweise groben Art, ihres recht unspezifischen Bohrens, Fressens und Um-sich-Schießens, unverzichtbar. Denn bis T-Zellen aktiviert sind und bis B-Zellen Antikörper produzieren, vergeht Zeit. Es kann mehrere Tage dauern, bis die Immunreaktionen auf Hochtouren laufen, deshalb ist man auch erst sieben bis 14 Tage nach einer Impfung gegen die entsprechende Krankheit geschützt. In dieser Zeit haben die Krankheitserreger gegenüber der Immunabwehr einen Vorsprung, sie können sich vermehren – und uns krank machen.

Das moderne Team der erworbenen Immunität arbeitet dafür umso effektiver, es erkennt Erreger genau, dafür nutzt es Moleküle, die diese auf ihrer Oberfläche tragen. Über diese Moleküle bekämpfen die T-Zellen und die B-Zellen die gefährlichen Fremdlinge gezielt, und sie merken sie sich. So entstehen Gedächtniszellen, die über viele Jahre im Körper bleiben und schnell wieder Antikörper gegen die gleichen Eindringlinge produzieren können, sobald diese es sich erlauben, einen Körper ein zweites Mal heimzusuchen.

Deshalb dauert die Antwort dieser Spezialeinheiten beim nächsten Kontakt mit demselben Erregertyp auch nicht mehr so lange, und deshalb wird man im Falle einer zweiten Infektion mit dem gleichen Keim weniger schwer krank. In der Covid-19-Pandemie hat sich gezeigt, dass eine Infektion mit dem Coronavirus beim zweiten Mal in der Regel deutlich milder verläuft als beim ersten Mal. Auch der Erfolg von Impfungen basiert auf der Gedächtnisleistung der Immunzellen: Im Grunde wird das Immunsystem durch den Impfstoff vorgewarnt, es bildet Gedächtniszellen gegen das Virus. Wenn dieses eines Tages tatsächlich den Körper befällt, sind die Immunzellen schnell zur Stelle; bevor man richtig krank wird, ist das Virus schon verjagt.

Das Faszinierende an dieser spezifischen, ganz gezielt gegen einen bestimmten Erregertyp gebildeten Immunantwort ist: Die Zellen, die es zum Beispiel mit dem Pandemie-Coronavirus Sars-CoV-2 aufnehmen können, gab es bereits vor der Pandemie. Und schon heute hat jeder Mensch Abwehrzellen gegen die nächste Pandemie im Blut. Denn die ersten B-Zellen mit ihren passenden Antikörpern bilden sich nicht erst im Angesicht eines neuen Erregers, vielmehr gibt es alle denkbaren Antikörper bereits irgendwo im Körper, sie müssen nur auf den Erreger stoßen, dann vermehren sie sich.

Alle weißen Blutkörperchen haben Moleküle auf ihrer Oberfläche, die wie Antennen aussehen und zu einem Erreger passen – bei den B-Zellen sind es die Antikörper, bei den T-Zellen andere Antennen mit nicht ganz so bekannten Namen. Weil es so viele Lymphozyten im Körper gibt, ist immer einer dabei, der zu einem eingedrungenen Antigen passt. Der Mensch besitzt insgesamt eine Billion Lymphozyten, in jedem Milliliter Blut schwimmen allein bis zu 1,5 Millionen T-Zellen. Und bei Geburt ist jede anders – die Varianz ist schier unglaublich.

Allerdings gibt es verschiedene Typen von T-Zellen. Diese Lymphozyten gehören zwei großen Untergruppen an: Manche sind Helferzellen, andere Killerzellen (auch zytotoxische T-Zellen genannt). Man hört schon, was ihre Aufgabe ist: Die einen organisieren die Abwehrreaktion, helfen also anderen Immunzellen dabei, wirksam zu werden. Die anderen töten die Zellen, die wegmüssen.

Die T-Killerzellen patrouillieren ständig durch den Körper. Dabei nehmen sie immer wieder Kontakt zu den Köperzellen auf, denen sie begegnen, und prüfen, ob diese gesund sind oder ob sie dem Organismus eher schaden als guttun – zum Beispiel, weil sie sich zu Krebszellen entwickelt haben oder weil sie von Viren infiziert wurden. Solchen Zellen wird nicht geholfen, T-Helferzellen wären hier fehl am Platze, sie werden von den T-Killerzellen zerstört, damit sie sich nicht vermehren und auch nicht weiter Viren produzieren können. Dazu haben die T-Killerzellen Proteine an Bord, die nach alter Manier Löcher bohren oder andere Proteine zerstückeln können.

Die T-Helferzellen sind hingegen vornehmlich eine Warntruppe für den Rest des Körpers. Um warnen zu können, brauchen sie allerdings selber Hilfe. Denn sie können einen Erreger nicht erkennen, wenn er einfach so allein daherkommt. Selbst wenn er direkt an ihnen vorbeischwimmen würde, würden sie ihn übersehen. Sie benötigen daher die Unterstützung der großen Fresszellen, die den Erreger zuvor entdeckt und gefressen haben müssen. Danach stellen diese Zellen Teile des Erregers auf ihrer Oberfläche zur Schau. Damit sagen sie im Grunde: Seht mal her, was ich gefangen habe, gegen das hier muss man was tun!

Erst wenn T-Helferzellen derart präsentierten Fremdlingen begegnen, klickt es bei ihnen. Dann werden sie aktiv und teilen sich in verschiedene Arten von Helferzellen, die man Typ1-T-Helferzellen und Typ2-T-Helferzellen nennt. Außerdem entstehen T-Gedächtniszellen. Sie haben nach dieser ersten Begegnung mit dem Fremdkörper erst einmal keine Aufgabe. Aber sie sind bereit. Wenn der Erreger später noch einmal wiederkommt, übernehmen sie die Abwehr.

Hauptaufgabe der Typ2-T-Helferzellen ist es, die B-Zellen zu aktivieren. Letztere sind ungeheuer wichtig, denn sie sind die Produktionsorte der Antikörper. Von Natur aus tragen sie bereits Antikörper auf ihrer Oberfläche – jede B-Zelle ist dabei ein Unikat. Wenn sie auf einen Erreger treffen, zu dem ihr Antikörper passt, produzieren sie diese Antikörper in riesiger Zahl. Dann werden diese meist Y-förmigen Proteine losgelassen und binden sich an die Erreger. Damit markieren sie diese als Futter für die Fresszellen. Wenn es sich bei den Eindringlingen um Viren handelt, tun die Antikörper auch direkt etwas gegen diese. Im Fall des Coronavirus Sars-CoV-2 zum Beispiel koppelten sich die Antikörper an dessen charakteristische Stacheln. Diese Stacheln braucht das Virus, um in Körperzellen einzudringen und sich darin zu vermehren. Aber wenn Antikörper an diesen Stacheln kleben, kann das Virus keine Zellen mehr befallen, es geht zugrunde, ohne dem Körper zu schaden. Auch die B-Zellen bilden Gedächtniszellen aus.

Wichtig ist bei all dem natürlich auch, dass dieser Abwehrkampf irgendwann ein Ende hat. »Man braucht die Entzündung, um sich gegen Angriffe zu wehren, man braucht Polizisten«, sagt Charles Dinarello, der Entdecker des Interleukin-1, das Fieber verursacht. »Aber wenn Polizisten zu wild sind, können sie unschuldigen Leuten schaden.« Und wenn sie nicht aufhören, Straßen abzusperren, immer neue Polizisten auszubilden und bis an die Zähne bewaffnet alles zu kontrollieren, was sich bewegt, dann hat man am Ende einen Polizeistaat, in dem kein gesundes Leben mehr möglich ist.

Tatsächlich wissen die Immunzellen in der Regel sehr gut, wann sie wieder aufhören müssen zu kämpfen. Nämlich dann, wenn es keine feindlichen Strukturen mehr im Köper gibt. Dann ist ihr Job erledigt. Das Immunsystem ist eben nicht nur die gnadenlose Kampfmaschine, als die es oft beschrieben wird. Vielmehr gehören zu dem System auch zahlreiche Botenstoffe, deren Aufgabe es ist, den Zellen zu sagen: Beruhigt euch, es ist alles wieder gut, wir können Pause machen. Ansonsten wäre das Immunsystem imstande, den Körper in kürzester Zeit zu zerstören.

Um gesund zu leben und sich wohlzufühlen, ist es wichtig,

dem Immunsystem nicht dazwischenzufunken, es seine Arbeit machen und beenden zu lassen. Deshalb ist auch der Vorsatz, sein Immunsystem »stärken« zu wollen, so pauschal gar keine gute Idee. Ein zu starkes Immunsystem ist ebenso wenig wünschenswert wie ein zu schwaches, das Immunsystem muss vielmehr im Gleichgewicht bleiben. Fachleute sprechen von »Homöostase«.

»Man hat früher versucht, das Immunsystem von Krebspatienten anzustacheln, indem man den immunaktivierenden Botenstoff Interleukin-2 gegeben hat«, sagt Carsten Watzl. Doch die Nebenwirkungen waren desaströs – eben weil ein insgesamt aufgestacheltes Immunsystem im Körper viel Schaden anrichten kann. »Das Immunsystem ganz allgemein stärken zu wollen, ist die falsche Herangehensweise«, so der Immunologieprofessor. »Die meisten von uns werden mit einem gesunden und vernünftig funktionierenden Immunsystem geboren«, betont Watzl. »Es arbeitet gut, wir müssen es nicht stärken. Wir können es aber durch unvernünftiges Verhalten schwächen – und das sollten wir unterlassen.«

Fazit aus all dem ist: Man sollte sein Immunsystem unterstützen und es nicht untergraben, indem man zum Beispiel die Zeichen ignoriert, die es aussendet. Es ist schlicht und ergreifend ungesund, zur Arbeit zu gehen oder Sport zu treiben, wenn man sich krank fühlt.

Natürlich kann man sich einreden, dass die Arbeit jetzt wichtiger ist und der Sport einem guttun wird. Wenn der Geist überzeugend genug auftritt, wird das Immunsystem das sogar akzeptieren. Es weiß, dass die Bewältigung von Krankheit manchmal zurückstehen muss, etwa weil es noch wichtiger ist, vor einem Löwen davonzulaufen, als sich um eine durch das Tier entstandene Wunde zu kümmern. Dann reißt man sich also zusammen. Der Körper wird Adrenalin ausschütten, man wird seine Reserven mobilisieren, das Immunsystem wird seine Botschaften – Fieber, Krankheitsgefühl und eine große Sehnsucht nach einem Bett – zurückhalten, und man wird den Tag auf der Arbeit oder auf der Skipiste vielleicht sogar ganz gut überstehen.

Aber die Abwehrkräfte werden sich dann auch zwangsweise beim Bekämpfen der Krankheit zurückhalten. Die Bakterien und Viren bekommen einen Vorsprung, und am Ende können solche unvernünftigen Aktivitäten in einer Krankheitsphase gravierende Folgen haben. Dann führt die Grippe, die man versucht hat zu ignorieren, zum Beispiel zu einer schwerwiegenden Herzmuskelentzündung, die – wenn sie ungünstig verläuft – wiederum anhaltende Herzschwäche, Thrombosen und dadurch einen Schlaganfall oder einen Herzinfarkt zur Folge haben kann. »Es ist sehr wichtig, sich bei einem Infekt zu schonen und dem Immunsystem die Chance zu geben, die Infektion zu bekämpfen«, betont der Immunologe Carsten Watzl. »Dann macht es in der Regel einen faszinierend guten Job.«

Das Nervensystem – was man darüber wissen sollte

Das Nervensystem und das Immunsystem – sie könnten kaum unterschiedlicher sein. Das Letztere eher hibbelig, kampflustig, ständig unterwegs. Das Erstere beständig, schutzbedürftig, recht fest verwachsen an seinem Ort. Und doch sind beide eng miteinander verbunden, sie verstehen sich bestens und hören sogar aufeinander. Ihr gemeinsames Ziel: den Körper gesund zu erhalten. Ohne das jeweils andere System funktioniert das nicht. »Es gibt da einen extrem regen Austausch«, sagt Michael Schemann, langjähriger ehemaliger Leiter des Lehrstuhls für Humanbiologie an der Technischen Universität München. Das Miteinander sei so vielschichtig, dass man eigentlich kaum noch vom Nervensystem und vom Immunsystem sprechen könne, »sie wirken vielmehr wie ein einziges System«.

Obwohl Nervenzellen den Großteil ihrer Arbeit mit elektrischen Signalen erledigen, nutzen sie auch chemische Signale. Ähnlich wie das Immunsystem hat das Nervensystem ein ganzes Repertoire an Botenstoffen entwickelt, mit denen seine vielen Zellen untereinander und auch mit anderen Zellen kommunizieren. Sie heißen nicht Zytokine wie beim Immunsystem, sondern Neuropeptide und Neurotransmitter, weil sie von Nervenzellen, den Neuronen, hergestellt werden, aber vom Prinzip her unterscheiden sich die Nervenbotenstoffe nicht groß von den Botenstoffen des Immunsystems: Auch sie sind Proteine oder kleinere Eiweiße (Peptide), und es gibt mehr als 100 verschiedene davon.

Das Faszinierende ist: Die Nachrichten der Nervenzellen sind keine Geheimbotschaften, sondern für das Immunsystem sofort verständlich. Wenn sie auf Immunzellen treffen, wissen diese genau, was sie damit anfangen sollen. Immunzellen haben eigens Moleküle, sogenannte Rezeptoren, dafür entwickelt, um die Botschaften des Nervensystems empfangen zu können. So bestimmen Neuropeptide über die Geschwindigkeit und die Bewegungsrichtung mancher Fresszellen mit und beeinflussen sogar, welche Botenstoffe die Immunzellen aussenden, um wiederum mit anderen Immunzellen zu kommunizieren. Natürliche Killerzellen empfangen sämtliche Stresssignale des Nervensystems in Form der Stresshormone Adrenalin und Noradrenalin. Und auf T-Zellen wurden schon Empfängermoleküle für die Glücks- und Zufriedenheitshormone Dopamin und Serotonin nachgewiesen; die Zellen werden angeregt, wenn wir glücklich sind.

Umgekehrt finden sich auch auf den Nervenzellen Rezeptoren, an denen die vielfältigen Botenstoffe des Immunsystems direkt andocken und ihre Wirkung entfalten können. Es gibt molekulare Antennen für Zytokine und auch für Wachstumsfaktoren. Dadurch beeinflussen die Immunzellen sowohl die Arbeit der Nervenzellen als auch ihre Entwicklung. Es ist also kein Wunder, dass einem ein Infekt auf die Nerven gehen kann und ein friedlich vor sich hin arbeitendes Immunsystem zur Entspannung beiträgt.

Die Vielfalt des Nervensystems

Aber was ist das überhaupt, das Nervensystem? Und wo im Körper finden sich seine Bestandteile? Zunächst einmal gilt: Das Nervensystem umfasst alle Nervenzellen des Körpers. Für den Menschen ist es überlebenswichtig, denn nur so kann er seine Umwelt wahrnehmen und verstehen. Es ist deshalb essenziell, dass der Rest des Körpers auf die Signale hört, die das Nervensystem als Reaktion auf die Umwelt produziert.

Die Nervenzellen sind aber nicht nur für die Wahrnehmung und die Kommunikation nach innen zuständig, sondern auch für die umgekehrte Richtung: Sie bestimmen die Signale, die ein Mensch nach außen sendet, steuern seine Kommunikation mit der Außenwelt und seine Reaktionen. Denn das Nervensystem nimmt Sinnesreize auf, verarbeitet sie und reagiert dann darauf, indem es zum Beispiel Schmerzempfindungen auslöst oder Signale an die Muskelzellen gibt. Wenn man eine Brennnessel berührt, senden die Nervenbahnen ein Schmerzsignal ans Gehirn, gleichzeitig zieht man die Hand reflexartig zurück; es sei denn, man nimmt sich fest vor, etwa im Rahmen einer Mutprobe länger in Kontakt mit den brennenden Nesselgewächsen zu bleiben. Schließlich gehört auch der Verstand zum Nervensystem, und er redet bei vielen Entscheidungen mit. Außer, dafür ist keine Zeit. Ob man vor einem Bären weglaufen oder sich lieber groß machen und mit Steinen werfen soll, wie es in sehr abgeklärt klingenden Empfehlungen für die Begegnung mit Bären heißt? Nicht immer schafft es der Verstand, rechtzeitig – also bevor der Fluchtreflex eingesetzt hat – die richtige Entscheidung zu treffen. Aber das Nervensystem ist trotzdem involviert: Auch die Arbeit der vielen Drüsen, die die Hormone und damit auch die Stresshormone produzieren, wird vom Nervensystem gesteuert.

Viele Milliarden Nervenzellen gehören zu diesem komplexen System. Allein im Gehirn, seiner Zentrale, sind es rund 86 Milliarden. Sie erhalten Signale über kürzere Fortsätze (die Dendriten) und leiten diese mit einer unfassbaren Geschwindigkeit über einen langen Fortsatz (Axon) an andere Nervenzellen weiter. In einer Hundertstelsekunde kann ein Reiz rund einen Meter durchs Nervensystem zurücklegen, das entspricht einer Geschwindigkeit von 360 Kilometern pro Stunde. So kann ein Signal in Windeseile durch den ganzen Körper laufen, vom großen Zeh bis ins Gehirn.

Auch wenn das gesamte Nervensystem aus sehr ähnlichen Nervenzellen besteht, die je nach Gewebe von stützenden, sie versorgenden oder schützenden Zellen umgeben sind: Seine einzelnen Teile unterscheiden sich ganz erheblich voneinander, deshalb wird das Nervensystem in mehrere Teile gegliedert.

Zunächst unterscheidet man ganz einfach aufgrund der Lage der Zellen im Körper. Da gibt es das gut geschützte Zentralnervensystem, zu dem das Gehirn und das Rückenmark gehören, die beide bestens und sicher verpackt sind, das eine in den Schädel, das andere in die Wirbelsäule. Was dann noch übrig bleibt, gehört zum peripheren Nervensystem, das sämtliche Nervenbahnen im Rest des Körpers umfasst. All seine Nerven gehen vom Zentralnervensystem aus, sie schlängeln sich in sämtliche Körperteile, bewegen sich bis in die entfernteste Peripherie, und nachdem sie zum Beispiel die Spitze des Zeigefingers erreicht haben, laufen sie von dort wieder zurück zum Zentralnervensystem. Schätzungen zufolge haben die Nervenfasern im Körper eines Menschen zusammen eine Gesamtlänge von einer Milliarde Meter.

Sowohl das Zentralnervensystem als auch das Nervensystem der Peripherie werden weiter untergliedert – jeweils in einen willkürlichen und in einen unwillkürlichen Teil. Das willkürliche (somatische) Nervensystem steuert alle bewussten Vorgänge – und damit solche, die man willentlich beeinflussen kann. Dazu gehören alle gezielten Bewegungen, von der hochgezogenen Augenbraue bis zum planvollen Torschuss und eben auch dem absichtsvollen Verbleiben in einer Situation, in der die Reflexe eigentlich das Gegenteil wollen.

Den unwillkürlichen Part übernimmt das autonome (vegetative) Nervensystem. Dieses Nervensystem lässt sich nicht mit dem Willen ansteuern. Und das ist auch gut so, denn es reguliert Atmung, Herzschlag und Stoffwechsel. Gäbe es kein autonomes Nervensystem, dann könnte der gemeine Witz von der Blondine wahr werden, die beim Frisör stirbt, als der ihr versehentlich die Kopfhörerkabel durchschneidet: Über ihr Handy hatte sie immer »Einatmen! Ausatmen!« gehört. Aber im Ernst: Das autonome Nervensystem sorgt dafür, dass die grundlegenden, lebenswichtigen Funktionen, ohne die der Körper sterben würde, immer ablaufen, ohne dass der Mensch sie aktiv einschaltet und überwacht – auch dann also, wenn man schläft oder nicht bei Bewusstsein ist.

Damit das autonome Nervensystem das Richtige tut und zum Beispiel das Herz nicht immer stumpf im gleichen Takt schlagen lässt, empfangen seine Zellen Signale vom Gehirn und geben sie an den Körper weiter. Dann bedeuten sie zum Beispiel dem Herzen, dass es jetzt schneller schlagen muss, weil mehr Sauerstoff im Gehirn gebraucht wird. Aber das autonome Nervensystem ist auch für den umgekehrten Signalweg zuständig: Wenn der Körper dem Gehirn etwas zu melden hat, gibt es auch diese Botschaften weiter. »Meine Blase ist voll!«, könnte so eine Nachricht lauten oder »Mir ist warm!«. Das Gehirn kann dann entscheiden, ob man eine Toilette aufsucht oder die Jacke auszieht – oder ob das noch warten muss, weil es gerade Wichtigeres zu tun gibt. Zugleich passt das autonome Nervensystem aber auch seine eigene Arbeit an: Es kann die Durchblutung der Haut erhöhen und mehr Schweiß aus den Poren treiben, um den Körper abzukühlen.

Willkürliche und unwillkürliche Anteile gibt es sowohl im Gehirn als auch in den peripheren Nerven der Nasenspitze. Der Unterschied ist nur: Unter der Schädeldecke gehen die Anteile stark ineinander über, sie sitzen beide im großen Zentralorgan Gehirn. In der Peripherie hingegen sind sie meist getrennt. Da unterteilt sich das autonome Nervensystem nämlich weiter – in das sympathische und das parasympathische Nervensystem, auch Sympathikus und Parasympathikus genannt.

Sympathikus und Parasympathikus wirken im Körper meist als Gegenspieler. Der Sympathikus aktiviert den Körper und bereitet ihn darauf vor, Leistung zu bringen, um Anforderungen erfüllen zu können. Das kann sowohl körperliche als auch geistige Leistung sein. Er lässt das Herz schneller und kräftiger schlagen, weitet die Atemwege, damit man mehr Luft bekommt, und hemmt die Darmtätigkeit, damit man nicht in einer unpassenden Situation aufs Klo muss. Er mobilisiert aber auch Immunzellen und stimuliert Entzündungsreaktionen. Der Parasympathikus ist in den meisten Fällen (aber nicht immer) das Gegenteil davon, er kommt zum Zuge, wenn es gerade eher ruhig zugeht. Dann aktiviert er die Verdauung, kurbelt den Stoffwechsel an und sorgt allgemein für Entspannung.

Die Stressachse – eine direkte Verbindung von Psyche und Nervensystem

Ähnlich wie dem Immunsystem kommt dem Nervensystem eine wichtige Aufgabe dabei zu, den Körper im Gleichgewicht zu halten. Deshalb hat das Nervensystem auch eine zentrale Funktion bei der Steuerung in stressigen Situationen. Schließlich bringt den Menschen kaum etwas so aus der Spur, wie wenn er unter Druck gerät. »Stress ist ein zweischneidiges Schwert«, sagte der Stressforscher Bruce McEwen von der Rockefeller University, »wir brauchen ihn, um einen einzigen Tag zu überleben. Gleichzeitig kann er Menschen zum Verhängnis werden.«

Immer wenn etwas passiert, das ungewöhnlich ist oder einfach die aktuelle Situation verändert, muss sich der Körper an die neuen Erfordernisse anpassen. Dann muss er sich fragen: Stimmt der Blutdruck noch oder muss der steigen, damit ich schneller weglaufen kann oder mein Gehirn für die Prüfung besser durchblutet wird? Welche Körpertemperatur hilft jetzt? Wie schnell muss das Herz schlagen?

Gesteuert wird die Anpassungsleistung des Körpers über das Stresssystem, zu dem sich die verschiedenen Teile des Nervensystems zusammenschließen: Das autonome Nervensystem mit Sympathikus und Parasympathikus gehört ebenso dazu wie das Gehirn.

Ist Stress im Verzug, dann reagiert meist als Erstes der Sympathikus. Gleich, ob der Körper zu warm wird oder man keine Luft bekommt: Der Sympathikus informiert umgehend die Nebennieren – kleine Organe, die auf den oberen Enden der Nieren wie ein Hütchen sitzen. In ihrem Inneren, dem Nebennierenmark, kommt es zur Ausschüttung der Stresshormone Adrenalin und Noradrenalin, und zwar innerhalb von Sekunden. So sorgt der Sympathikus dafür, dass die inneren Organe gut durchblutet werden, Blutzucker freigesetzt wird und wir schnell reagieren können. Kurz: dass wir in Anspannung geraten. Die Stresshormone wirken aber nicht nur auf den Körper, sondern auch auf das Gehirn. Aufmerksamkeit, Entscheidungsschnelligkeit und Gedächtnisleistung werden auf diese Weise verbessert. Das Denken engt sich jedoch auf die Suche nach einem Ausweg aus der stressigen Situation ein. Kreativität, Neugier und Lust werden ausgeschaltet. Die Botschaft lautet: Sei wach, wappne dich, tu jetzt nur das Wichtigste!

Das Gehirn bewertet die eingehenden Signale und kann dann eine zweite Stressreaktion in Gang setzen. Dies passiert auch, wenn das Gehirn den Stress als Erstes wahrnimmt – etwa als Zeitdruck oder als Angst. Dann aktiviert das gestresste

Gehirn die sogenannte Stressachse, auch HPA-Achse genannt (für »Hypothalamic-Pituitary-Adrenal Axis«). Dabei handelt es sich um eine Verbindung von drei Hormondrüsen: Hypothalamus, Hypophyse und Nebennierenrinde. Zunächst wird der Hypothalamus gewarnt, eine Drüse im Zwischenhirn, die jetzt verschiedene Hormone ausschüttet. Eines davon (CRH genannt) wirkt auf die zweite Drüse, die Hypophyse, die auch Hirnanhangdrüse heißt, weil sie wie eine Erbse an der Basis des Gehirns hängt, auch sie setzt ein Hormon frei (ACTH). Es gelangt mit dem Blut zur Rinde der Nebennieren, die daraufhin ein weiteres Stresshormon ausschütten, das berühmte Cortisol. Das Cortisol sorgt dafür, dass Zucker- und Fettreserven freigesetzt werden, und verbessert zugleich die Hirnfunktion. Es gilt schließlich, jetzt sehr, sehr wach zu bleiben, um die Gefahr und die notwendigen Reaktionen richtig einzuschätzen und dafür auch genügend Energie zur Verfügung zu haben.

Um den Stress optimal bewältigen zu können, arbeiten also Organe, Zellen und Botenstoffe zusammen, ähnlich wie wir das schon vom Immunsystem kennen. Und tatsächlich bindet das Nervensystem auch das Immunsystem ein. Es sorgt dafür, dass entzündungsfördernde Zytokine produziert werden. Manche dieser Zytokine entstehen direkt im Gehirn, denn auch das zentrale Denkorgan hat – ebenso wie Haut und Darm – ein eigenes Immunsystem. Die Mikroglia, die neben den Neuronen einen Großteil des Gehirns ausmachen und von denen lange nicht bekannt war, welche Aufgabe sie eigentlich haben, stellen Zytokine her.

Glücklicherweise regen wir uns meistens bald wieder ab, wenn der akute Stress vorüber ist. Dabei hilft es, dass in das Stresssystem eine automatische Bremse eingebaut ist. Sind die Spiegel an Cortisol im Blut hoch genug, stoppt die Nebennierenrinde die Produktion von weiterem Cortisol. Wenn die Spiegel durch diesen Rückkopplungsmechanismus sinken, wird der Parasympathikus aktiv, er signalisiert dem Körper, dass es an der Zeit ist, wieder lockerzulassen und zur Ruhe zu kommen. »Dies ist ein wichtiger Schutzmechanismus in unserem Körper, der uns vor negativen Folgen anhaltender Entzündung bewahrt«, sagt Christian Schubert.

Das hat allerdings auch einen unangenehmen Nachteil: Gerade weil das Immunsystem zur Ruhe kommt, wird man nach Phasen, in denen man unter Druck auf etwas hingearbeitet hat, häufig krank. Immunologen nennen diesen Effekt »Leisure sickness« – Freizeitkrankheit. Bis zum Abgabetermin, bis zur wichtigen Tagung hat der akute Stress die Immunabwehr geboostert, da war man noch fit. Dann hat man den Stress hinter sich, Seele, Nerven und Immunsystem entspannen sich – und zwei Tage später ist man krank.

Bei chronischem Stress funktioniert dieser Schutzmechanismus allerdings nicht mehr. Ist das Stresssystem über die Maßen aktiviert, werden die Rückkopplungsmechanismen außer Kraft gesetzt. Dann fluten dauerhaft erhöhte Mengen Cortisol und Noradrenalin den Körper. Das hat Auswirkungen auf alle Bereiche, die in der Psychoneuroimmunologie verbunden sind: Eine dauerhaft auf Alarm gestellte Seele führt zum Auftreten von Schlafstörungen und Depressionen. Die erhöhten Cortisol-Spiegel sind Gift für manche Gehirnzellen. Und schließlich wird auch das Immunsystem geschwächt, sagt Marcus Altfeld, Direktor des Instituts für Immunologie am Universitätsklinikum Hamburg-Eppendorf: »Cortisol ist ein Holzhammer, es hemmt im Grunde das gesamte Immunsystem.« Denn die Daueraktivierung führt dazu, dass die Immunzellen sich nicht mehr aktivieren lassen. »Wie jedes System, das man ständig beansprucht, leidet auch das Immunsystem irgendwann und ist dann weniger leistungsfähig als vorher«, sagt Carsten Watzl.

Damit Nerven- und Immunsystem nicht die Nerven verlieren, besser gesagt: damit die so wertvolle Stressachse mit ihren Rückkopplungsmechanismen intakt bleibt, gilt es, den Stress in Maßen zu halten oder einen neuen Blick darauf zu gewinnen. Wie das gehen kann, werden wir in Kapitel 4 sehen.

Die Seele – was ist das eigentlich?

Sabine Karst* hatte den Tod in bester Erinnerung. Vor ein paar Jahren erlitt die damals 57-Jährige zu Hause in Bochum plötzlich einen Herzstillstand. Ihr Freund war Arzt, er wusste, was zu tun ist. Dreißigmal fest auf den Brustkorb drücken, ungefähr zweimal pro Sekunde ... am besten dabei im Geiste ›Stayin' Alive‹ von den Bee Gees singen, dann hat man den richtigen Takt ... dann ... Nase zuhalten ... und ... eins ... zwei ... zweimal so stark Luft in den Mund pressen, damit sich der Brustkorb hebt. Aber natürlich war Karsts Freund gottfroh, als die Rettungssanitäter eintrafen, eine professionelle Beatmung in den Rachen legten und mit frischer Kraft weitermachten ... eins ... zwei ... »Stayin' Alive«.

Von all dem bekam die Hochschulprofessorin nichts mit, nichts von der abgeklärten Geschäftigkeit, mit der die Sani-

* Name geändert

täter ihren Brustkorb kneteten, nichts von der Verzweiflung ihres Freundes. Sie war längst auf dem Weg in einen goldenen Tunnel. Ein helles Licht lockte sie hinaus aus ihrem Körper, sie konnte ihn auf dem Boden liegen sehen, während sie davonflog in die Helligkeit. »Es fühlte sich so gut an, so richtig und so warm«, erzählt Karst. Sie habe sich in diesem Moment des Sterbens »einfach nur glücklich« gefühlt. Aber dann ... eins ... zwei ... wurde Sabine Karst zurückgeholt ins Leben und in ihren Körper. Die Sanitäter hatten sie erfolgreich reanimiert.

Immer wieder berichten Menschen von solchen Nahtoderfahrungen, wie Sabine Karst eine gemacht hat. Mehr als vier Prozent der deutschen Bevölkerung hatten Umfragen zufolge schon einmal ein Nahtoderlebnis. Unter Menschen, die einen Herzstillstand überlebten, sind es - je nach Studie - zwischen 15 und 20 Prozent. Dabei gleichen sich die Schilderungen in vielen Details. Oft ist von Tunnels die Rede, von Licht, von einer herrlichen Ruhe und einem großen Glücksgefühl. Und fast immer sehen die Betroffenen auf ihrem Weg in die Ewigkeit ihren alten, nutzlos gewordenen Körper daliegen, sehen, wie sie ihn zurücklassen, während sie selbst, während ihr ureigenstes Ich hinüberzugleiten scheint in eine neue Welt.

Weshalb ähneln diese Erlebnisse einander so sehr? Und sind sie womöglich ein Beleg dafür, dass es doch weitergeht nach dem Tod? Dass sich das, was den Menschen im Eigentlichen ausmacht, von seinem profanen Teil, dem nutzlos gewordenen sterbenden Körper, trennt und das Paradies oder eine neue Heimstatt aufsucht: dass es also tatsächlich so etwas wie eine Seele gibt, die nicht an den Körper, ja, an gar keine Materie gebunden ist?

Die Konzeption der Seele

Diese Fragen beschäftigen die Menschen wohl seit Anbeginn. So ist schon auf den Malereien in den Höhlen von Lascaux, die mindestens 15 000 Jahre alt sind, zu sehen, wie ein Vögelchen den Leib eines Sterbenden verlässt, das Felsbildnis könnte damit die älteste Darstellung einer Seele sein. In der Antike verbreitete als Erster der griechische Philosoph Pythagoras, der ein einflussreicher religiöser Führer war, auch wenn man ihn vor allem wegen seiner Formel zu rechtwinkligen Dreiecken kennt, den Glauben an Seelenwanderung und Wiedergeburt: »Die Seele ist unsterblich und wechselt den Ort, indem sie von einer Art Lebewesen in eine andere übergeht«, schrieb er.

Platon bezeichnete den Körper gar als »Grab der Seele«. Gemeinsam mit seinem Lehrer Sokrates wollte er beweisen, dass es eine unsterbliche Seele gibt, die unabhängig vom Körper ist. Sie benutzten dafür das Wort »Psyche«, das im Altgriechischen »Atem« bedeutet. Dieser Lebenshauch erschien ihnen als unteilbar und ewig. Auch deshalb hat Sokrates den Schierlingsbecher mit einem gewissen Gleichmut geleert, nachdem er wegen des Vorwurfs, die Jugend zu verderben und gottlos zu sein, zum Tode verurteilt worden war. Er war überzeugt, dass das Gift dem Kern seiner Person sowieso nichts anhaben könne.

So begründeten Sokrates und Platon bereits den philosophischen Dualismus von Körper und Seele, den René Descartes rund 2000 Jahre später mit seiner Leib-Seele-Theorie zum zentralen Thema seiner Philosophie machen sollte. Bis heute liegt dieser Dualismus der in der westlichen Welt verbreiteten

Vorstellung zugrunde, dass es im Wesen des Menschen zwei Pole gebe – den Körper und einen irgendwie gearteten mystischen, materielosen Teil, der Geist heißt oder Seele und sich nur mit Hilfe der Philosophie, wenn überhaupt, wirklich verstehen lässt.

Diese Idee von einer Seele war über Jahrtausende durch viele Kulturen, Religionen und Regionen zentraler Bestandteil des menschlichen Selbstverständnisses. Es brauchte diese unsterbliche Essenz, um zu erklären, weshalb der Mensch so besondere Fähigkeiten über das reine Fühlen, Handeln und vielleicht sogar Denken hinaus hat, weshalb er sich selbst reflektieren kann, weshalb er in besondere Zustände geraten kann, in denen er sich fern alles Körperlichen fühlt, und weshalb er ein Ich entwickelt, diesen Kern seines gesamten Seins.

Seither ist die These von der Existenz einer Seele vielfach untersucht und ebenso oft hinterfragt worden. Schon Aristoteles hatte als Schüler Platons in Frage gestellt, dass es eine unsterbliche Seele geben könne. »Er hat mit viel Rücksicht auf seinen Lehrmeister vorsichtig formuliert«, sagte der Philosoph Philipp Hübl, der an der Universität der Künste Berlin lehrt, vor Kurzem in einem Interview. »Aber schon er hielt die Idee von der unsterblichen Seele für unsinnig.« Aristoteles betrachtete die Seele lediglich als »belebendes Prinzip« des Körpers.

Neugierige Geister haben immer wieder neue Methoden ersonnen, um die wahre Identität der Seele zu erkunden, ihrer irgendwie habhaft zu werden – ihre Materielosigkeit zu beweisen oder zu widerlegen und das, was der Mensch mit dem Begriff der Seele verbindet, zu erfassen. Dass der Stauferkaiser Friedrich II., der die Unsterblichkeit der Seele bezweifelte, einen Gefangenen in ein abgedichtetes Fass sperren und verhungern ließ, um zu beweisen, dass ein Mensch auch stirbt, wenn seine Seele nicht entweichen kann, gilt heute als üble Nachrede derer, die ihn als gnadenlosen Herrscher ohne Rücksicht auf Feind oder Kirche zu diskreditieren versuchten.

Aber vom Denkprinzip her ähnliche Experimente gab es noch viele hundert Jahre später: Anfang des 20. Jahrhunderts versuchte der US-amerikanische Arzt Duncan MacDougall aus Massachusetts die Seele zu wiegen. Er wog sechs Menschen, die an Tuberkulose und anderen Krankheiten litten, im Moment ihres Ablebens mit einer besonders feinen Waage. Bei einem dieser armen Patienten glaubte MacDougall, die Seele tatsächlich beim Verlassen des Körpers erwischt zu haben: Beim Eintritt des Todes sei der Körper des Mannes um eine dreiviertel Unze leichter geworden, schrieb MacDougall im Jahr 1907 in der Fachzeitschrift ›American Medicine‹. 21 Gramm also wiege die menschliche Seele. Zum Beweis seines aufsehenerregenden Fundes wog der Arzt noch 15 Hunde, die er vermutlich vergiftete. Sie starben ganz ohne Gewichtsverlust – in den Augen MacDougalls der ultimative Beweis dafür, dass Menschen eine Seele haben und Tiere keine. Auch wenn die ›New York Times‹ damals in einer Exklusivnachricht noch vor der wissenschaftlichen Veröffentlichung über MacDougalls Experiment berichtete (»Soul Has Weight, Physician Thinks«), bescheinigten Zeitgenossen MacDougall bereits unwissenschaftliches Arbeiten und unlautere Schlussfolgerungen.

Wie sich Nahtoderlebnisse erklären lassen

Es suchten aber auch hartgesottene Naturwissenschaftler mit unzweifelhafter Reputation nach Belegen für eine sich vom Körper trennende Seele. Der Schweizer Geologe Albert Heim war Ende des 19. Jahrhunderts wohl der Erste, der dazu in großem Stil und mit wissenschaftlichem Ehrgeiz Nahtoderlebnisse erforschte. Er hatte schließlich selbst eines gehabt, als er bei einer Bergtour über eine Klippe stürzte und dabei fast ums Leben gekommen war. In 25 Jahren Forschung hörte er immer wieder, dass Bergsteiger beim Absturz ein Glücksgefühl erlebten und ihr Leben wie im Zeitraffer vor ihrem inneren Auge vorbeifliegen sahen. So kam Heim im Jahrbuch des Schweizer Alpenclubs von 1891/92 zu dem reichlich zweifelhaften Schluss, dass der Absturz vom Felsen »subjektiv ein schöner Tod ist«.

In den 1970er-Jahren wurde die Nahtodforschung kurzzeitig zu einer Mode. Zahlreiche Psychiater und Psychologinnen wie der US-Amerikaner Raymond Moody, der den Begriff der Nahtoderfahrung überhaupt erst prägte, oder die Schweizerin Elisabeth Kübler-Ross begannen, den Grenzbereich zwischen Leben und Tod systematisch zu untersuchen. Dazu trugen sie unzählige Fallbeispiele von Sterbenden und von Menschen mit Nahtoderfahrung zusammen – viele von diesen berichteten vom Blick auf ihren zurückgelassenen Körper.

Aber belegen diese Erlebnisse wirklich die Existenz einer sich vom Körper lösenden Seele, einer Seele, die über allem steht und am Ende des Lebens über allem schwebt? Oder gibt es andere Erklärungen für die sich ähnelnden Berichte an der Schwelle zum Tod? Der Arzt und Neurowissenschaftler Olaf Blanke von der ETH Lausanne hat viele Jahre lang Daten über außerkörperliche Erfahrungen gesammelt. Er ist davon überzeugt, dass es sich bei diesen Erlebnissen um Inszenierungen des sterbenden Geistes handelt. »Nahtoderfahrungen sind Illusionen, erzeugt im Gehirn«, sagt Blanke.

Angestoßen hatte seine Forschung ein Erlebnis mit einer Epilepsie-Patientin, bei der Olaf Blanke ein Nahtoderlebnis auslösen konnte, obwohl die Frau weit davon entfernt war, sterben zu müssen: Blanke stimulierte eine bestimmte Region ihres Gehirns mit elektrischen Impulsen. Plötzlich verließ auch diese Frau in ihrer Vorstellung ihren Körper, sah sich selbst von oben, dachte, sie erreiche nun einen anderen, vollkommenen Zustand – bis Blanke die elektrischen Impulse stoppte. Besonders überzeugend war: Der Neurologe konnte das Nahtoderlebnis der Frau immer wieder hervorrufen. Wieder und wieder sah sie, wie sie ihrem Körper entrückte, immer dann, wenn er die Elektroden einschaltete. Seither hat Blanke bei vielen Menschen, auch bei Gesunden, solche außerkörperlichen Wahrnehmungen einfach mit Hilfe der Technik ausgelöst. Manche sahen Gott, andere schwebten zur Decke und schauten auf sich hinunter. Man braucht offenbar keine vom Körper gelöste Seele, um außerkörperliche Erfahrungen zu erklären, folgert Blanke. Das Gehirn zu stimulieren genügt.

Ähnlich sieht es der Neurologe Jens Dreier von der Berliner Charité. Er beobachtete die Hirnströme von Menschen nach einer Hirnblutung, um möglicherweise auftretende Schlaganfälle rechtzeitig behandeln zu können. Dabei erlebte er immer wieder, wie sich von einem Moment auf den anderen massenweise Hirnzellen entluden – und just jene Patienten, bei denen das passierte, berichteten später von Nahtoderlebnissen. Offenbar traten diese Vorstellungen auf, wenn die Arbeit der Hirnzellen massiv gestört war.

Das deckt sich auch mit den Forschungen des Neurologen Sam Parnia von der New York University. Er konnte zeigen, dass die Gehirne von Patienten, die einen Herzstillstand überlebt und dabei Nahtoderlebnisse gehabt hatten, keineswegs wie tot wirkten. Vielmehr arbeiteten die Gehirnzellen während des Herzstillstands weiter. »Wenn jemand eine solche Erfahrung machte, war das von außen zu erkennen«, berichtete er. Bis zur gelungenen Wiederbelebung zeigte laut Parnia die Hirnstrommessung, das EEG, die meiste Zeit nur eine Nulllinie – wie man es erwarten würde, wenn jemand die Schwelle zum Tod überschritten hat. Aber immer wieder gab es in dieser Phase Momente mit aktiven Gehirnwellen, welche offenbar die Vorstellungen von Licht und Tunnels erzeugten.

So liefert die moderne Forschung Erklärungen für Phänomene, die bisher als übersinnlich galten. Als Zentralstelle für Sinnempfindungen ist das Gehirn wohl erheblich an diesen uns staunen lassenden Phänomenen beteiligt. Die Seele und all das, was sie ausmacht, scheint demnach kein Antipode des Körpers zu sein, sondern ein Teil von ihm. Ihr Sitz: das Gehirn.

Er habe »Tausende von Leichen seziert, dabei aber keine Spur der menschlichen Seele gefunden«, soll der Pathologe und Anatom Rudolf Virchow schon vor rund 150 Jahren nüchtern festgestellt haben, auch wenn er dies 1877 im Preußischen Abgeordnetenhaus wohl unter Druck widerrief. Heute kann man sagen: Virchow war einerseits sehr aufgeklärt, ein wacher Geist und seiner Zeit ein Stück weit voraus. Und doch könnte man andererseits einwenden: Er hätte die Seele besser nicht bei Leichen, sondern bei lebenden Menschen gesucht. Heute lassen sich mit Hilfe der Hirnforschung neben den Nahtoderlebnissen immer mehr Phänomene erklären, die einst mit dem Konzept Seele beschrieben wurden. Man kann dem Gehirn mittlerweile sogar bei all den Tätigkeiten »live« zusehen, die zum Kern des Ichs dazugehören und somit landläufig die Seele ausmachen. Immer wenn ein Mensch denkt, wenn er leidet oder wenn er etwas mit einem seiner fünf Sinne wahrnimmt, kann das durch Tomografen (etwa der Positronen-Emissions-Tomografie) im Gehirn als Feuerwerk bestimmter

Nervenzellen nachgewiesen werden. Zuletzt ist den beiden Neurowissenschaftlern Yu Takagi und Shinji Nishimoto von der Universität Osaka ein ganz besonderer Coup gelungen: Sie konnten mit Künstlicher Intelligenz (KI) jene Bilder am Computer nachbilden, die ihre Probanden betrachteten, ohne dass die Forschenden etwas davon mitbekamen. Was die Menschen sahen, wusste die KI allein anhand der Durchblutung ihrer Gehirne und zeigte es am Bildschirm. Gleich, ob Teddybär, Turmuhr, Flugzeug oder Zug: Die von der KI erstellten Bilder glichen frappierend den Originalen, die die Menschen betrachtet hatten.

Die Forschung kann durch den Blick ins menschliche Gehirn aber nicht nur nachvollziehen, was Menschen gerade denken oder fühlen. Gedanken und Gefühle lassen sich auch aktiv erzeugen, wenn man von außen nur die richtigen Hirnzentren anregt. Zum Teil geschieht das mittlerweile schon bei der Behandlung von Krankheiten: Patientinnen und Patienten mit Parkinson oder Epilepsie werden Elektroden ins Gehirn gelegt, um ihre Schmerzen zu lindern oder ihnen die Kontrolle über ihre Bewegungen zurückzugeben.

Seele im Gehirn

Wohl auch wegen solcher Forschungen blicken Menschen repräsentativen Umfragen zufolge mittlerweile skeptischer auf das Konzept der unsterblichen Seele. So glauben zwar immer noch 70 Prozent der Deutschen an die Existenz einer Seele. Aber zugleich schließen viele von ihnen ein Leben nach dem Tod ebenso aus wie eine Wiedergeburt – daran glauben nur 40 Prozent bzw. 18 Prozent.

Aus der Wissenschaft ist die Idee von der Seele inzwischen quasi verschwunden. Selbst Philosophen rücken zunehmend davon ab, die Seele als etwas Immaterielles zu beschreiben. Seele, das sind in den Augen vieler demnach biochemische und neurologische Prozesse unter der Schädeldecke und die mystische Aufladung »eine Konstruktion des Gehirns«, wie etwa die Philosophin Katja Crone von der TU Dortmund sagt. Ihrer Ansicht nach schlummert die Seele als Kern unseres Selbst »nicht losgelöst von körperlichen Vorgängen in uns, sondern sie ist ein Teil oder ein Produkt derselben«.

Im Gehirn ist somit alles zu finden, was die Seele ausmacht: Gefühle entstehen hier und werden sogleich verarbeitet; die Persönlichkeit des Menschen nimmt hier mit Hilfe von Genvarianten und Hirnbotenstoffen ihre Form an und kann sich durch Verletzungen des Gehirns oder neurodegenerative Erkrankungen wie Alzheimer dramatisch verändern; auch die Fähigkeit des Menschen, die Umwelt wahrzunehmen und zu erleben, sich dazu seine ganz eigenen Gedanken zu machen und die Dinge am Ende so oder so zu bewerten, nimmt vom Gehirn ihren Ausgang; psychische Krankheiten erscheinen als Störungen im Hirnstoffwechsel und lassen sich oft mit Medikamenten behandeln, die biochemisch in die Kommunikation der Hirnzellen eingreifen; selbst transzendente Bewusstseinszustände finden ihren Widerhall im Gehirn und lassen sich im Tomografen messen; und schließlich steuert das Gehirn nach Auswertung aller Gefühle, Gedanken und Hormone auch noch, wie wir uns verhalten. Denken, Fühlen, Verhalten, Bewusstsein, Ich: Die Seele scheint somit tatsächlich gefunden zu sein. Sie ist im wahrsten Sinne des Wortes ein Hirngespinst.

Wenn der Sitz der Seele aber das Gehirn ist, oder, genauer gesagt, wenn die Seele nichts anderes als ein Teil des Gehirns und damit des Körpers ist oder zumindest das Ergebnis der dort ablaufenden Prozesse und Funktionen, dann heißt das nicht nur, dass es den Dualismus von Körper und Seele gar nicht gibt. Es hat auch ungeheure Folgen für das Verständnis der höheren, der philosophischen Bedürfnisse des Menschen. Endlich lässt sich damit erklären, weshalb Körper und Seele einander so intensiv gegenseitig beeinflussen, weshalb der Zustand der Seele direkten Einfluss auf die körperliche und geistige Gesundheit nimmt, und zwar sowohl auf das Gesundwerden als auch auf das Gesundbleiben, und wie weitere Netzwerke des Körpers, die mit dem Gehirn kommunizieren können, bei all dem mitmischen. Das Hormonsystem zum Beispiel. Und eben auch das Immunsystem. Vielleicht werden wir eines Tages sogar sagen, dass auch diese Netzwerke ein Teil der Seele sind. Zumindest sind sie ihre Helfershelfer.

4 Den Stress zum Freund machen

Stress ist wie eine Einladung für Viren. Schriftlich, auf Büttenpapier, mit roten Herzchen versehen. Einen schöneren, eleganteren, unkomplizierteren Zutritt kann es für ein Virus kaum geben als den in einen richtig gestressten Menschen. Es ist, als würde man den Viren auch noch einen roten Teppich ausrollen und einen automatischen Türöffner einbauen, wenn man mitten in der Erkältungssaison von Termin zu Termin hetzt oder wieder mal tagelang zu wenig schläft. Ist schon klar, Erkältungen sind Viruserkrankungen, und man infiziert sich gewiss nicht allein deshalb, weil man zu lange mit nassen Socken in der Kälte steht. Krank machen immer noch die Viren. Aber mit einem Körper, dem die Kälte zusetzt, haben es die Erreger leichter. Genauso wie mit einem Körper, dessen Besitzer Sorgen hat, zu viel Arbeit, Frust oder Liebeskummer.

Der berühmte Louis Pasteur ahnte das schon, als er Ende des 19. Jahrhunderts Hühner zum Stehen in eiskaltem Wasser zwang. Die Federtiere erkrankten plötzlich an Milzbrand, einer gefürchteten Tierseuche, obwohl sie vorher – im Gegensatz zu Schafen, Ziegen und Rindern – gegen den Erreger immun waren. Nun kann man Louis Pasteur keineswegs als Vorreiter der Psychoneuroimmunologie bezeichnen. Er wollte mit seinem

Experiment nur weitere Beweise für die von ihm und Robert Koch begründete »Keimtheorie« (heute Bakteriologie genannt), wonach Krankheiten durch Mikroben ausgelöst werden. Er meinte, dass die Absenkung der Körpertemperatur der Hühner, die normalerweise mehr als vier Grad über der vieler anderer Tiere und sogar sechs Grad über der des Menschen liegt, für die Vermehrung der Milzbrandbakterien verantwortlich war.

Ohne es zu bemerken, hatte der schon zu Lebzeiten weltberühmte Pasteur mit seinem Hühner-Experiment den Blick auf die Entstehung von Krankheiten erneut geweitet, er hatte die Grundlagen für die Erkenntnis gelegt, dass Infektionen durch äußere Umstände moduliert werden. Doch das fiel erst viele Jahrzehnte später dem französisch-US-amerikanischen Mikrobiologen René Dubos auf. Er arbeitete schon seit Mitte des 20. Jahrhunderts an den Zusammenhängen von Krankheit und dem Zustand der Körperabwehr. 1973 sagte er schließlich während einer Konferenz mit dem Namen »Les microbes et le terrain«: »Es ist wahrscheinlich, dass die Wirkung der Temperatursenkung nicht, wie er [Pasteur] glaubte, direkt auf die Mikrobe ausgeübt wurde, indem sie ihre Vermehrung erleichterte, sondern dass sie in einer Schwächung der Zellabwehr der Henne bestand.« Damit öffnete er den Blick für ein ganzheitliches Verständnis von Gesundheit. Pasteurs Experiment war für ihn ein weiterer Beleg dafür, dass die Lebensumstände einen Einfluss darauf haben, ob Lebewesen krank werden. Und er zog eine direkte Verbindung zum Immunsystem.

Immer wieder stellten Wissenschaftler in dieser Zeit fest, dass es der Fitness eines Immunsystems eher abträglich ist, wenn es dem Lebewesen, zu dem es gehört, gerade nicht so gut geht. So wies der US-amerikanische Mikrobiologe und

Immunologe Aaron Frederick Rasmussen Jr. Ende der 1950er-Jahre nach, dass sich Mäuse leichter mit Herpesviren ansteckten, wenn er sie tagelang für mehrere Stunden in ein Röhrchen einsperrte und mit Lärm belästigte.

Aber galten solche Zusammenhänge auch für Menschen? Und war es wirklich die gestresste Seele, die das Immunsystem lahmlegte und so Erregern Tür und Tor öffnete? Oder konnten womöglich ganz andere, physiologische Prozesse fernab von psychischen Einflüssen eine Erklärung liefern, so wie Pasteur es bei seinen Hühner-Experimenten versucht hatte?

Die negativen Seiten von Stress

Mit einem Beweis für die Wechselwirkung von Psyche und Immunsystem tat sich die Wissenschaft lange schwer – bis sich ein Team von Zahnmedizinern von der Ohio State University vor 25 Jahren ein für ihre Studierenden unangenehmes Experiment ausdachte. Nein, die Wissenschaftler ließen ihre Probanden nicht in nassen Badehosen in einem zugigen Gang frieren, um zu schauen, ob sie sich dadurch leichter eine Erkältung zuzogen, wie dies der Virologe Christopher Andrewes an einem Institut für Schnupfenforschung im englischen Salisbury 1950 mit ein paar armen Testpersonen versucht hatte – und für seine Forschung später geadelt wurde. Sie wählten einen anderen, sehr viel genaueren Weg, um die Fitness des Immunsystems zu messen: Die Forscher aus Ohio fügten ihren Studierenden kleine Wunden im Mund zu und beobachteten, wie lange es dauerte, bis diese wieder verschwunden waren. Denn sie wussten schon: Das Immunsystem ist nicht nur für die Abwehr von Viren und Bakterien essenziell, es spielt auch bei der Wundheilung eine zentrale Rolle.

So brachten die Wissenschaftler ihren elf freiwilligen Probanden zwei Mal im Abstand von einigen Monaten kleine Wunden im Gaumen bei. Die Verletzungen waren bei allen Versuchsteilnehmern exakt gleich groß, denn sie wurden mit Hilfe einer Stanze gesetzt, mit der Gewebeproben sonst zum Beispiel zur Abklärung eines Krebsverdachts entnommen werden. Die Studierenden waren also bereit, für die Forschung einiges auf sich zu nehmen, aber die eigentliche Herausforderung bot in diesem Experiment ihr Leben.

Immerhin stressten die Wissenschaftler die Studierenden nicht auch noch mit Vorsatz – das ließen sie deren Semesterplan erledigen. Beim ersten Mal mussten die jungen Leute das Stanzen der Wunden in der entspannten Zeit ihrer Sommerferien über sich ergehen lassen, das andere Mal im Herbst – exakt drei Tage, bevor das erste große Examen des Semesters anstand, zu einem Zeitpunkt also, zu dem sie naturgemäß unter einigen Stress gerieten. Der Vorteil war: Auf diese Weise konnten die Wissenschaftler jeweils bei ein und derselben Person vergleichen, wie lange deren Körper damit beschäftigt war, die Wunde in der Süße des Sommers und später dann im Prüfungsstress zu schließen. Die Studierenden fungierten somit als ihre eigene Kontrollperson, Unterschiede in der Wundheilung, wie sie zwischen verschiedenen Menschen von Natur aus auftreten, verfälschten die Ergebnisse auf diese Weise nicht.

Ob die Löcher im Gewebe verheilt waren, wurde nicht nur mit Hilfe täglich aufgenommener Fotografien überprüft, die eine gewisse Subjektivität befördern konnten, sondern auch, indem man kontrollierte, inwieweit Wasserstoffperoxid, das häufig in Zahnarztpraxen zur Desinfektion verwendet wird, im Mund noch schäumte. Das tut es nämlich nur dann, wenn es mit Eiweißen in Berührung kommt, also im Kontakt mit offenen Wunden.

Der Unterschied in der Wundheilung war frappierend: In der Examenszeit vergingen im Mittel drei zusätzliche Tage, bis die 3,5 Millimeter messenden Wunden im Gaumen nicht mehr zu finden waren. »Es dauerte also 40 Prozent länger, bis eine kleine, standardisierte Wunde verheilte«, sagte Phillip Marucha, der Leiter der Studie. Sein Team führte dies vor allem darauf zurück, dass es den gestressten Studierenden in der Prüfungsphase an einem bestimmten Botenstoff mangelte, mit dem sich Immunzellen unterhalten: Die Konzentration von Interleukin-1 beta fiel während der Examenszeit im Vergleich zu den Ferien um durchschnittlich 68 Prozent ab. »Die Ergebnisse waren sehr einheitlich«, so Marucha. »Bei keinem Studenten heilte die Wunde so schnell und keiner produzierte so viel Interleukin-1 beta während der Examenszeit wie während der Ferien.«

Die Studie aus Ohio öffnete vielen die Augen: Selbst etwas so relativ Harmloses wie Examensstress kann offenbar erhebliche Auswirkungen auf die Wundheilung und somit auf das Immunsystem haben. Da musste gar kein Schwimmen in eiskaltem Wasser her, kein Trauma, keine Scheidung, kein Unfall. Ein bisschen Stress reichte. Kein Wunder also, dass sich eine gehemmte Wundheilung in den folgenden Jahren in vielen anderen weit weniger harmlosen Situationen nachweisen ließ: Immer wenn das Immunsystem angegriffen ist – sei es durch Zuckerkrankheit, Gelbsucht oder einfach nur durch fortgeschrittenes Alter –, verheilen Wunden langsamer.

Die Hautärztin Eva Peters, die am Universitätsklinikum Gießen das Psychoneuroimmunologie-Labor leitet, erklärt das so: »Die Nervenfasern in der Haut zeigen unter chronischem Stress ein anderes Muster, das die Wundheilung nicht gut unterstützt.« Das liege daran, dass »die Fresszellen, die in der Wunde den Dreck aufräumen, unter chronischem Stress nicht so gut arbeiten«. Egal, ob man sich anstößt, dehnt oder die Muskulatur stark fordert – ständig reißen im Körper Blutgefäße ein oder Zellen bekommen zu wenig Sauerstoff und sterben. Für alle Prozesse, bei denen es um die Regeneration von Gewebe geht, ist das Immunsystem zuständig. Unter Stress funktionieren sie weniger effektiv.

Auch wie gut eine Operationswunde verheilt, hängt unter anderem damit zusammen, wie ausgeglichen oder angespannt der Patient oder die Patientin ist. »Ein guter Narkosearzt kann Ihnen vor der Operation sagen, bei wem die Wunde schnell heilen wird und bei wem nicht«, sagt Peters. »Anästhesisten bekommen genau mit, ob jemand vor einer Operation sehr aufgeregt und gestresst ist. Denn wenn das der Fall ist, braucht man mehr Narkotika. Und dann sehen sie hinterher, ob die Wundheilung innerhalb der üblichen zehn Tage stattfindet oder auch länger dauert.«

Mehr Infektionen durch Stress

In immer mehr Studien zeigt sich seither, was Louis Pasteurs Experimente schon nahelegten: Stress und ein schlappes Immunsystem erhöhen die Anfälligkeit für Viren – auch bei Menschen. Um das zu beweisen, hat man die menschlichen Probanden allerdings anders als die Mäuse, die unter Lärm häufiger Herpes entwickelten, nicht in Röhrchen gesperrt. Vielmehr wurden gesunde Testpersonen unter Quarantänebedingungen mit Erkältungsviren und Grippeviren infiziert. In manchen Studien wurden sie dann mit umfangreichen medizinischen Untersuchungen unter Stress gesetzt, in anderen wurde nur erfasst, wie gestresst sie zum Zeitpunkt der absichtlichen Infektion waren. Jedes Mal bestätigte sich: Stress macht verletzlich, die Viren haben dann leichteres Spiel.

Eine wiederkehrende Erfahrung ist das für viele Menschen mit dem lästigen Lippenherpes. Die unangenehmen, oft schmerzenden Bläschen an der Lippe werden von Herpesviren verursacht, die irgendwann einmal - wahrscheinlich schon in frühester Kindheit - in unseren Körper gekommen sind. Mehr als 90 Prozent aller Menschen in Deutschland sind mit dem Herpes-simplex-Virus 1 (HSV-1) infiziert, das sich mit Körperflüssigkeiten überträgt, auch mit Speichel. So wird kaum ein Kind groß, ohne sich schon in den ersten Lebensjahren bei seinen Eltern angesteckt zu haben, beim Kuscheln zum Beispiel, beim Trinken aus demselben Glas oder wenn die Eltern den Löffel ablecken, mit dem sie ihr Baby füttern.

Wenn die Herpesviren einen Körper gekapert haben, merkt dessen Besitzer davon meist erst einmal nichts. Denn die Viren haben sich ein paar Tricks zugelegt, mit deren Hilfe sie der Immunpatrouille des Körpers durchrutschen, sogenannte Immunevasions-Proteine. »Das sind Proteine, die das Immunsystem täuschen«, sagt die Biologin Beate Sodeik, die an der Medizinischen Hochschule Hannover zu HSV-1 forscht. So gelangen die Viren in die Enden der Nerven, die den Mund-Rachen-Bereich durchziehen. Hier verstecken sie sich oft jahrelang. Immerhin werden sie dort von den T-Zellen zumindest so weit in Schach gehalten, dass sie sich nicht ausbreiten.

Wenn das Immunsystem aber mal schwächelt, können sich die Viren der Kontrolle durch die T-Zellen entziehen. Sie vermehren sich, kommen hervor und blühen zu ätzenden Bläschen auf. Meist geschieht das an den Lippen, denn hier sind die Herpesviren in den Körper und die dort liegenden Nerven eingetreten, weil die Haut so schön dünn ist und es oft feine Risse in den Lippen gibt. Wenn sich Viren vermehren, zerstören sie irgendwann die Zellen, in denen sie sitzen.

Ohne Zellen sind Viren nichts, es handelt sich ja um Strukturen, die selbst nicht leben können. Im Grunde sind Viren kleine Computerprogramme: Sie sind nichts anderes als ein genetischer Code, der von ein paar Proteinen umhüllt ist. Mit diesem Code bringen sie die menschlichen Zellen dazu, die Viren zu vermehren. Und wenn es zu viele geworden sind, platzen die Zellen und die Viren suchen sich neue. Beim Lippenherpes leidet der Mensch – wie so oft, wenn das Immunsystem aktiv wird – viel mehr unter dem Kampf seiner eigenen Abwehrzellen als unter der Zerstörung, die die Viren mit der Zeit anrichten bzw. anrichten würden, wenn das Immunsystem sie denn ließe. Denn die schmerzenden und juckenden Bläschen an der Lippe sind keine direkte Folge der Herpesviren, die Flüssigkeit darin sammelt sich infolge der Immunreaktion.

Die Ursache für das Revival der Herpesviren aber ist Stress, das ist mittlerweile sehr gut untersucht. Und es kann jede mögliche Spielart davon sein. Manchmal bekommt man Herpes, weil man Prüfungen absolvieren oder eine Rede halten muss. Manchmal, weil man ein aufregendes Date hat oder weil eine Fernreise einen in eine andere Zeitzone katapultiert hat. Manchmal bekommt man Herpes aber auch, weil der Körper gerade mit einer anderen Erkrankung, oft auch einem anderen Virus kämpft, weil man Fieber hat oder weil man zu viel in der

Sonne war und das UV-Licht auf der Haut Stress verursacht hat. Ein bekannter Auslöser ist interessanterweise auch Ekel: Ob eine Made im Essen saß oder am Trinkglas noch der Lippenstift eines anderen Restaurantgasts zu sehen war – viele Patienten berichten, dass sie ein bis zwei Tage vor dem Aufblühen ihrer Herpesbläschen ein Igitt-Erlebnis hatten, das ihnen im Gedächtnis geblieben ist. Das Herpesvirus verfolgt die Menschen sogar bis ins All: So weit Astronauten der Erde entfliehen, ihren Herpesviren entfliehen sie nicht; nach dem Raketenstart blühen ihre Lippen auffällig häufig auf. Es kommt bei ihnen ja auch viel zusammen – der Stress beim Start ins Unbekannte, die erhöhte UV-Strahlung und die Schwerelosigkeit.

Erst vor Kurzem haben Wissenschaftler um die US-amerikanische Neuroimmunologin Anna Cliffe von der University of Virginia in einer technisch beeindruckenden Studie herausgearbeitet, wie der Stress die Herpesviren eigentlich aus ihrem Dornröschenschlaf holt. Sie konnten zeigen: Die Stresshormone machen sich an den Nervenzellen zu schaffen, in denen die Herpesviren dösen. Die Wissenschaftler konnten die Viren aufwecken, einfach indem sie in der Kulturschale Stresshormone auf sie draufschütteten. Diese pellten die Viren erst einmal aus: Sie lösten chemische Stoppsignale von ihrem Erbgut ab, sodass sich die schlafenden Viren plötzlich wieder vermehren konnten. Sobald die Wissenschaftlerinnen und Wissenschaftler das Bombardement mit Stresshormonen stoppten, legte sich der Schalter erneut um, und die Viren schlummerten wieder ein.

Eine Fehlentwicklung der Evolution?

Was hat die Evolution sich dabei gedacht? Weshalb schwächelt das Immunsystem, wenn wir gestresst sind - also ausgerechnet dann, wenn wir besonders auf seine Hilfe angewiesen sind? Müsste es nicht eigentlich genau umgekehrt sein? Müsste das Immunsystem nicht umso besser funktionieren, je stärker wir unter Stress stehen? Schließlich brauchen wir unsere Abwehrkräfte in solchen Situationen, um den Widrigkeiten des Lebens erfolgreich begegnen zu können.

Dass das eine gute Strategie wäre, weiß die Evolution eigentlich auch. Tatsächlich hat sie es ursprünglich so eingerichtet, dass die Abwehrkräfte hochfahren, wenn das Leben schwierig wird. Stress kann das Immunsystem also durchaus stärken - allerdings nur, wenn es ein bestimmter Stress ist. Positiver Stress oder solcher, für den der Mensch einst gemacht wurde. Den er also gut aushalten und mit dem er gut umgehen kann.

Das Problem ist nur: Das Immunsystem wurde eben nicht für das angestrengte Leben des modernen Homo hektikus entwickelt. So wirksam und atemberaubend die Immunabwehr mit ihren zahlreichen Bausteinen auch ist (siehe Kapitel 3 S. 33 ff.), so erstaunlich komplex und so hochmodern sie erscheint - sie ist nun mal uralt. Ihre Aufgabe war vor 480 Millionen Jahren die gleiche wie heute: Pathogene unschädlich machen; Angreifer ebenso wie fehlgesteuerte eigene Zellen aufspüren und abwehren; Wunden heilen; dem Körper in schwierigen Zeiten beim Überleben helfen. Und schwierige Zeiten bedeuteten damals wie heute Stress - aber eben ganz anders gearteten.

Während man im stressigen Arbeitsalltag des 21. Jahrhunderts darunter leidet, dass man vor lauter Arbeit gar nicht weiß, was man zuerst tun soll, dass man sich gegängelt fühlt, fremdbestimmt und überlastet oder dass man durch die Komplexität einer Aufgabe überfordert ist, ist die Lage angesichts von Ur-Gefahren überschaubarer: Wenn man von einem Löwen angegriffen wird, muss man sofort etwas tun. Mit der Aufgabe hadern? Prioritäten setzen? Abwägen, was nun am besten ist? Das ist eher keine gute Idee. Also geht der Körper in den Löwenangriff-Modus, es ist der absolute Stress-Notfall, oft mit dem schönen englischen Ausdruck »fight or flight« beschrieben: Kämpfen oder weglaufen, nichts anderes funktioniert jetzt mehr. Und damit das auch die letzte Zelle im Körper kapiert, schüttet das Gehirn als die Machtzentrale des Körpers jede Menge eindeutiger Arbeitsanweisungen in Form von Hormonbotschaften aus, die weder zu übersehen noch misszuverstehen sind (siehe Kapitel 3, S. 60 ff.).

Seine klare Ansage lautet: fokussieren, Kraft sammeln, Energie bereitstellen. Als Botschafter dienen die Stresshormone Adrenalin, Noradrenalin und Cortisol, sie vermitteln die Befehle des Gehirns an die Zellen des Körpers. Sie sind die ultimativen Mutmacher und Animateure, wenn es gerade akut schwierig wird. Sie sorgen für alle Prozesse, die jetzt stattfinden, die gesamte Stressreaktion: Der Blutdruck steigt; der Tonus der Muskeln nimmt zu, damit wir schnell weglaufen können; die Körpertemperatur geht nach oben und kurbelt so den Stoffwechsel an; kleine Blutgefäße ziehen sich zusammen, damit das Blut Richtung Herz und Muskeln fließt; wir werden aggressiv, Angst spielt jetzt keine Rolle mehr; unsere Aufmerksamkeit ist auf das eine Problem gelenkt, das gerade gelb und haarig im Vordergrund steht, weil es Auge in Auge mit einem

Löwen eher abträglich ist, wenn man über den tieferen Sinn des Lebens nachdenkt oder überlegt, was man nächste Woche dringend erledigen muss. Fight oder flight eben.

Das Hormonfeuer des Gehirns kriegt auch das Immunsystem mit. Es reagiert ebenso wie die Blutgefäße, die Nerven und die Muskelzellen auf die Stresshormone - und bringt seine Truppen in Stellung. Denn es gibt Antennen für die Stresshormone, Rezeptoren, die direkt auf der Oberfläche weißer Blutkörperchen sitzen. So fördert akuter Stress tatsächlich die Immunabwehr. »Eine Stressreaktion ist verbunden mit einer Habtachtstellung der Abwehrkräfte. Das bedeutet nicht nur Kampflaune im Kopf, sondern auch im Immunsystem«, sagt Eva Peters.

Die Folge ist: Im Blut von akut gestressten Menschen findet man mehr und aktivere Immunzellen. So wandern weiße Blutkörperchen in größerer Zahl als zuvor und höchst motiviert durch die Blutgefäße; B-Zellen bilden vermehrt Antikörper, und auch Immunbotenstoffe werden vermehrt ausgeschüttet. Die Botenstoffe unterstützen die Abtötung von Erregern und fördern die Bildung von Antikörpern, sie sorgen aber auch dafür, dass mehr Immunzellen dorthin gelangen, wo sie gerade gebraucht werden - zum Beispiel zu einer akuten Wunde. Insgesamt kommt es also zu einer erhöhten Entzündungsaktivität - auch wenn es im Körper keinen Grund für eine Entzündung gibt. Es ist ja gar kein Keim da.

Das ist fürs Überleben ein sehr guter Plan, denn ein aktiviertes Immunsystem kann am Ende entscheidend dazu beitragen, dass man die Episode mit dem Löwen gut bewältigt. Schließlich helfen dabei nicht nur schnelle Beine, ein schnelles Reaktionsvermögen und ein schnell pumpendes Herz. Man kann auch davon ausgehen, dass man - gleich, ob man sich für

Flucht oder Kampf entscheidet – nach überstandenem Löwenkontakt besonders viele Immunzellen braucht. Dann gilt es ja sehr wahrscheinlich Verletzungen zu heilen, und Krankheitserreger, die durch die offenen Wunden in die Blutbahn eindringen, müssen abgewehrt werden. Somit ist es im Prinzip ein äußerst kluger Schachzug der Evolution gewesen, dass das Immunsystem genauso wie der Blutdruck und der Muskeltonus auf die Warnungen des Gehirns im Krisenfall reagiert.

Allerdings hat die Evolution nicht damit gerechnet, in welch ungewöhnliche Gefahrensituationen sich der Mensch gut 300 000 Jahre nach seinem ersten Auftritt in Afrika bringen würde. Der Stress der Moderne ist jedenfalls reichlich anders als der aus der Gründungszeit der Immun-Stressachse. Der moderne Mensch leidet unter Termindruck, Mental Load und einem üblen Miteinander mit anderen Menschen; Angriffe von wilden Tieren sind hingegen selten geworden, auch wenn Deutschland gerade über den Umgang mit den wenigen Bären und Wölfen debattiert, die sich seit ein paar Jahren wieder in hiesigen Wäldern aufhalten. Einer der wichtigsten Unterschiede zwischen dem Stress von früher und heute ist: Nach einer Begegnung mit einem Löwen konnte man sich, wenn man sie denn überlebt hatte, entspannen. Bis zum nächsten Aufeinandertreffen würde es eine Weile dauern. Erst einmal war Ruhe angesagt. Der moderne Alltag artet hingegen oft genug in Dauerstress aus. Das ist für die Stressverarbeitung ein echtes Problem.

Vorübergehende, wenngleich heftige Stressmomente kann der Mensch gut wegstecken. Gleich, ob Geist, Immunsystem oder Seele: Nach dem Stress normalisieren sich die Hormonspiegel, Gehirn und Nerven entspannen sich, das Immunsystem fährt herunter, das Herz hört auf, so schnell zu schlagen, der Muskeltonus nimmt wieder ab. Kurz: Es kehrt Ruhe ein, alle Systeme erholen sich - und sind bald wieder bereit zum Kampf. Beim nächsten Stress werden die Kräfte einfach wieder mobilisiert.

Auch mit ein paar Tagen oder vielleicht auch Wochen unter Stress kommt der Mensch noch gut klar. Bei vielen Infektionen vergeht eine ganze Woche, bis man sich wieder richtig fit fühlt. Mit Arzt dauert ein Infekt eine Woche und ohne Arzt sieben Tage, wie es so schön heißt. In dieser Zeit ist der Körper natürlich nicht anhaltend im Fight-or-flight-Modus, ein solches über Tage akut erhöhte Stresslevel würde uns wahrscheinlich umbringen. Vielmehr fallen die Spiegel an Adrenalin und Noradrenalin nach der ersten hochakuten Stressreaktion bald wieder ab, dann übernimmt Cortisol für die Langfriststrategie.

Bei der Bewältigung der Krankheit hilft das Immunsystem kräftig mit. Die durch Cortisol aktivierten Immunzellen führen zu Entzündungsreaktionen im Körper, die Nebeneffekte auf das ganze Verhalten haben - und so auch auf indirektem Wege helfen, eine Infektion zu besiegen. So wie Stress und Gehirn das Immunsystem beeinflussen, passiert jetzt das Umgekehrte: Die Reaktionen des Immunsystems wirken sich direkt auf die Seele und das Gehirn aus, indem die Immunzellen Botschaften an Nerven und Psyche senden. Der Mensch verändert dadurch sein ganzes Tun hin zu dem schon erwähnten Krankheitsverhalten.

Denn sobald das Immunsystem eine Infektion registriert, leitet es diese Information mit Hilfe seiner Botenstoffe über das Nervensystem (konkret: über den Parasympathikus) an unterschiedliche Bereiche des Gehirns weiter. Eigentlich ist das Gehirn als so wichtiges Organ vor Einflüssen aus dem Körper – zum Beispiel vor Krankheitserregern, Giften und auch Hormonen – extrem gut durch die sogenannte Blut-Hirn-Schranke geschützt, eine Barriere aus verschiedenen Zellen. Doch die Zytokine kommen hindurch, sie gelangen aus dem Blut direkt ins Gehirn und signalisieren ihm, dass Gefahr im Verzug ist und es den Körper in den Ruhemodus schalten soll.

Stress ohne Ende

Akuter Stress kann also lebensrettend sein, einem schweren Krankheitsverlauf vorbeugen oder auch einfach nur dabei helfen, einen Termin einzuhalten. Problematisch wird es aber, wenn der nächste Stress schon beginnt, bevor man sich vom letzten erholt hat – oder der Stress gar nicht mehr aufhören will. Wenn man, sobald man die eine herausfordernde Aufgabe erledigt hat, schon wieder den nächsten Auftrag erhält. Wenn man gar nicht mehr durchatmen kann oder wenn – wie in den letzten Jahren von Pandemie, Energiekrise und Klimakrise – eine Katastrophe die nächste ablöst. Wenn Stress also chronisch wird. Dann schlägt die Sache um. Dann leidet das Immunsystem.

Während akuter Stress das Immunsystem aktiviert, schadet chronischer Stress den Abwehrkräften. Und zwar messbar. Die Feinjustierung des komplizierten Systems, in dem so viele Teile gut miteinander zusammenarbeiten müssen, um den Menschen in seiner Ganzheit zu schützen, funktioniert dann nicht mehr, die Folgen sind erheblich. »Jede Art von Stress, der sich über Wochen oder Monate hinzieht, ist chronischer Stress«, sagt Samuel Gehrke vom Ambulatorium Römerhof, einem Zentrum für Psychiatrie und Psychotherapie in Zürich. »Diese

Auswirkungen von Stress auf den Körper sind enorm und treten viel häufiger auf, als wir denken.«

So bilden sich in einem chronisch gestressten Körper weniger Natürliche Killerzellen als normalerweise, es wird kaum noch etwas von dem wichtigen Botenstoff Interleukin-2 ausgeschüttet, der für die Produktion und Reifung so vieler Immunzellen verantwortlich ist. Der Spiegel des Stresshormons Cortisol bleibt anhaltend hoch, aber anstatt die Abwehrkräfte zu mobilisieren, reagieren viele Immunzellen nicht mehr auf das Hormon, sie sind wie ausgelaugt. »Außerdem verlieren die Immunzellen die Fähigkeit, sich zu vermehren, um Krankheitserreger abzutöten, auch die Menge an Antikörpern in unserem Speichel verringert sich«, sagt Samuel Gehrke.

Am schlimmsten ist wohl, dass sich durch Dauerstress das Zusammenspiel der verschiedenen T-Zellen verändert. Die Zahl der T-Killerzellen wird heruntergefahren, auch innerhalb der T-Helferzellen verändert sich das Verhältnis. Die Balance zwischen Typ1-T-Helferzellen und Typ2-T-Helferzellen wird in Richtung der Typ2-T-Helferzellen verschoben.

Das ist nicht unerheblich, denn auch wenn beide Zelltypen zu den Helferzellen gehören, ist ihre Aufgabe im Körper sehr unterschiedlich: Die Typ1-T-Helferzellen sind an der Wundheilung, der Zerstörung von Tumorzellen und der Abwehr von solchen Infektionen beteiligt, die in Zellen wüten – allen voran: Virusinfektionen. All diese Aufgaben kann das Immunsystem also weniger gut erledigen, wenn ein Mensch akut gestresst ist. Die wichtigste Aufgabe der Typ2-T-Helferzellen ist es hingegen, dass sie die B-Zellen dazu bringen, Antikörper zu produzieren. Das ist zwar ebenfalls eine sehr relevante Aufgabe in einem funktionierenden Immunsystem, aber es ist auch der Teil, der sehr gut kontrolliert werden muss, weil er schnell mal aus dem

Ruder läuft. Die Übermacht der Typ2-T-Helferzellen im Blut von gestressten Menschen hat jedenfalls einen negativen Effekt: Durch die Verschiebung der Balance hin zu den Typ2-T-Helferzellen, den sogenannten TH1-TH2-Shift, werden ausgerechnet mehr von solchen Antikörpern produziert, die an allergischen Reaktionen beteiligt sind. Deshalb führt anhaltender Stress nicht nur zu einer schlechteren Wundheilung und Abwehr von Infektionen, sondern oft auch zu einer Verschlechterung der Symptome von allergischen Erkrankungen wie Neurodermitis und Asthma oder von chronisch-entzündlichen Erkrankungen wie der Darmkrankheit Colitis ulcerosa. Er beeinflusst fast alle Autoimmunerkrankungen negativ.

Der Psychiater und Verhaltensbiologe George Freeman Solomon von der University of California in Los Angeles formulierte in den 1960er-Jahren als Erster, dass Botenstoffe, die unter Stress ausgeschüttet werden, die Funktionsweise des Immunsystems verändern und damit bei Infektionen, Autoimmunerkrankungen oder Krebs eine Rolle spielen können. Solomon stellte fest, dass Patienten mit Rheuma eher Schübe entwickeln, wenn sie psychisch belastet sind. Und bei all dem ist nicht nur das Wechselspiel zwischen Körper und Seele bedeutsam, das die Psychosomatik seit Jahrzehnten erforscht, sondern zu einem wesentlichen Teil eben auch das Immunsystem.

Wird der Stress zu heftig, können die Folgen dramatisch sein – egal, ob sich der Kopf mit zu vielen Ängsten herumschlägt oder zum schweren Virusinfekt auch noch ein heftiger Ehekrach hinzukommt: Es entwickelt sich dann eine überschießende akute Stress- und Immunreaktion. Im Extremfall tobt ein sogenannter Zytokinsturm im Körper: Die Immunzellen produzieren wie wild ihre Botenstoffe, die Zytokine, die

Entzündungsreaktion im Körper entgleist. Der Zytokinsturm greift am Ende sogar die inneren Organe an.

Wie das genau funktioniert, wird immer besser verstanden. Offenbar spielen dabei Veränderungen in der Stressachse (siehe Kapitel 3, S. 60 ff.) eine wesentliche Rolle, ebenso wie die Verbindung von Nervenzellen und Immunzellen. Der Weg vom Gehirn zum Rest des Körpers und damit auch zum Immunsystem ist ja keine Einbahnstraße. Die Botschaften nehmen auch den umgekehrten Weg. Da das Nervensystem faszinierenderweise die gleiche Sprache spricht wie das Immunsystem, haben beide Einfluss auf Psyche und Geist. Sie wechselwirken miteinander.

Erst vor Kurzem berichteten Wissenschaftler von der Mount Sinai School of Medicine, wie genau Stress das Immunsystem verändert: Unter Stress wandern demnach Immunzellen in großer Zahl aus den Lymphknoten ins Blut und Knochenmark. Sie sind damit am falschen Ort. Dadurch wird die Immunantwort gegen Viren wie Corona und Influenza vermindert, ein Risiko für Komplikationen und Tod ist die Folge. Ausgelöst wird dies durch Befehle in einer bestimmten Hirnregion, die für die Stressantwort zuständig ist, wie die Forscher durch ausgefeilte Methoden herausfanden. »Das ist auch für den Rest des Körpers ein ernstes Problem«, sagt der federführende Autor der Studie, Filip Swirski. Er plädiert dafür, dass Ärzte den psychischen und mentalen Zustand ihrer Patienten besser im Blick behalten, einschließlich Schlafmuster und Stressniveau. »Mediziner könnten ihren Patienten damit gleich doppelt helfen«, so Swirski, »einerseits, indem sie ihnen zu einem gesünderen und weniger stressigen Lebensstil verhelfen, und andererseits, indem sie sie dabei unterstützen, Infektionen künftig besser zu bekämpfen.«

Problematisch ist dabei auch, dass dem Immunsystem all jene alten Mechanismen ein Stück weit abhandengekommen sind, die ihm helfen, dass es sich nach den Momenten von Stress und Aufregung wieder entspannt. Damit Immunreaktionen sich nicht immer weiter aufschaukeln, hat die Evolution auch Immunzellen und Immunbotenstoffe entwickelt, die eher beruhigende Botschaften verbreiten: Regt euch ab, sagen sie zu den kämpferischen T- und B-Zellen, alles halb so wild. Unterstützt werden sie dabei durch die freundlichen Bakterien, von denen es neben den vielen unangenehmen eben auch sehr viele in der Umwelt gibt. »Old friends« nennen Immunologen sie, alte Freunde. Man könnte sie auch als »Gesundheitserreger« bezeichnen. Denn diese Allerweltsbakterien sorgen dafür, dass Immunzellen beruhigende Zytokine (wie Interleukin-10 und TGF-beta) bilden und dass sich regulatorische Lymphozyten entwickeln, die Diplomaten des Immunsystems.

Doch die alten Freunde lassen wir heute immer weniger in unser Leben. Der Kontakt mit Keimen nimmt aufgrund von Hygiene und Stadtleben immer weiter ab. Die Folge ist, dass die Zahl von Menschen mit Allergien oder Autoimmunerkrankungen in den vergangenen hundert Jahren in die Höhe geschnellt ist. Immer dann, wenn traditionelle Gesellschaften modern werden, bekommen die Zahlen richtig Schwung. »Die Folge ist, dass modernen Menschen nun dieser immunregulatorische Input fehlt«, sagt Charles Raison, Immunologe an der School of Human Ecology der University of Wisconsin-Madison. Der ungesunde Endlosstress des 21. Jahrhunderts trifft damit auf ungesunde Lebensbedingungen. Es ist eine echte Herausforderung für das Immunsystem. Und allzu oft hält es dem nicht stand.

Wann Stress gefährlich wird

Wenn die Stressachse jahrelangem Dauerfeuer ausgesetzt war, kann am Ende die Cortisolproduktion so weit Schaden nehmen, dass sie fast versiegt. Auch das hat schwerwiegende Folgen, denn zu wenig von diesem Stresshormon ist genauso problematisch wie zu viel davon. »Es kommt zu einem Crash im Stresssystem mit verringerten morgendlichen Cortisolwerten und erhöhten Entzündungswerten«, sagt der Psychoneuroimmunologe Christian Schubert.

Wenn es dann wieder einmal stressig wird, toben Adrenalin und Noradrenalin in bekannter Manier im Organismus und versetzen Körper und Geist in einen Alarmzustand. Dieser kann aber nicht mehr gedämpft werden, wenn nicht genügend Cortisol produziert wird oder der Körper diesem Hormon gegenüber abgestumpft ist. Es kommt zu einer ausgeprägten Entzündungsneigung, zu mehr Komplikationen bei Infektionen – und insgesamt zu einer größeren Empfindlichkeit gegenüber Stress, die ein Leben lang anhalten kann.

Aber wann fängt chronischer Stress an? Wann wird er gefährlich? »Die Übergänge zwischen akutem und chronischem Stress – also sozusagen vom Schreckensmoment zur Dauerangst – sind in der Regel fließend«, sagt Eva Peters. »Wenn Sie verschiedene Stressreize immer zu dicht nebeneinander haben und keine Erholungspause dazwischen, dann ist klar, dass sich chronischer Stress entwickeln kann.« Dann stellen sich Schlafstörungen ein, man wird gereizt und fühlt sich mehr und mehr erschöpft, das Gedächtnis funktioniert nicht mehr richtig, man kann sich nicht konzentrieren. Schmerz ist unangenehmer als sonst, es kribbelt oder juckt. Das alles sind auch Vorboten einer Depression.

Dem rechtzeitig einen Riegel vorzuschieben, ist wichtig – wenn es auch nicht jedem leichtfällt. »Jeder Mensch hat seine individuellen psychischen Grenzen«, sagt Mirriam Prieß, studierte Psychosomatikerin und Therapeutin in Hamburg. »Ich nenne das die rote Linie. Die muss man für sich selbst definieren und man sollte sie kennen.« Wenn die rote Linie überschritten ist, so Prieß, kommt es zu den Symptomen der Überforderung und schließlich zu einer psychosomatischen Störung. »Sie bemerken das mental wie auch emotional, aber auch körperlich und in Ihrem Verhalten. Das Ganze geschieht normalerweise aber nicht über Nacht, sondern über einen längeren Zeitraum, in dem diese rote Linie immer wieder überschritten wird.«

Laut Prieß gibt es vier Phasen auf dem Weg in die Erschöpfung. Die Alarmphase zeigt den ersten Stress an. Allzu oft beachten wir sie allerdings nicht weiter. Dann folgt in der Regel die Widerstandsphase, in der wir versuchen, den Stress zu ignorieren und die auftretenden Symptome zu bekämpfen – vielleicht mit dem abendlichen Wein, um »runterzukommen« oder in den Schlaf zu finden. So gleitet man unweigerlich in die Erschöpfungsphase, in der alles zu viel wird, man soziale Kontakte vernachlässigt, Dinge schleifen lässt, was allerdings nur wieder neuen Stress verursacht. Als Ausweg erscheint nur noch der vollkommene Rückzug von allem, in dieser Rückzugsphase geben wir uns auf. Alles dreht sich um Sorgen, Probleme und Ängste. Vor lauter Grübeln entsteht ein Gefühl wachsender Hilflosigkeit, das in Verzweiflung und Depression gipfelt. Spätestens jetzt wächst auch die Gefahr für körperliche Krankheiten, von Infekten bis zu Herz-Kreislauf-Problemen.

»Viele ignorieren erste Warnsignale und machen weiter, in der Hoffnung, dass es von selbst besser wird«, sagt Prieß, »das ist aber nicht der Fall.«

Wenn das Immunsystem plötzlich um Jahre altert

Der chronische Stress hat aber noch eine ganz andere, überraschende Auswirkung auf das Immunsystem, wodurch dann auch Psyche und Geist in Mitleidenschaft gezogen werden: Es kommt durch ihn sogar zu einer erheblich beschleunigten Alterung des Immunsystems, wie eine aktuelle Studie der University of Southern California zeigt. Auch wenn das Älterwerden durchaus positive Effekte haben kann – weil es zum Beispiel die Gelassenheit fördert und dadurch auch den Umgang mit Stress: Für das Immunsystem bedeutet es nichts Gutes. Ein älteres Immunsystem produziert weniger Antikörper, kann sich auf neue Erreger nicht mehr so leicht einstellen und reagiert langsamer. Dadurch lässt im Alter die Kraft der Körperabwehr deutlich nach, was in der Covid-19-Pandemie noch einmal sehr deutlich wurde, weil betagtere Menschen durch das neue Coronavirus erheblich stärker bedroht waren als jüngere Menschen. Wie schnell das Immunsystem altert, unterscheidet sich aber von Mensch zu Mensch.

In der Studie aus Südkalifornien haben Forscher um Eric Klopack die Daten von 5744 Menschen über 50 Jahre ausgewertet. Die Probandinnen und Probanden beantworteten Fragen, die ihre psychische Belastung klären sollten. Hatten sie Erfahrungen mit Mobbing, Diskriminierung oder Arbeitslosigkeit gemacht? Hatten sie einen Partner verloren, viel Stress im

Job gehabt oder gar ein Trauma erlitten? Die Ergebnisse wurden dann mit den Datensätzen der umfangreichen Health and Retirement Study der University of Michigan kombiniert. Diese Studie untersucht seit 1990 alle zwei Jahre ältere US-Amerikaner mit Blick auf ihre Gesundheit; die Teilnehmer beantworten hier ebenfalls Fragen und lassen sich Blut abnehmen.

So zeigten Eric Klopack und sein Team: Erlittener Stress und Traumata setzten dem Immunsystem nachhaltig zu. Wer Schlimmes erlebt hatte, hatte erheblich weniger naive, also noch frische T-Zellen, die in der Lage waren, neue Krankheitserreger zu bekämpfen. Die Zahl solcher unverbrauchten Zellen gilt als Marker für das Immunalter eines Menschen, denn sie nimmt im Laufe des Lebens immer weiter ab. Der Stress kann so in einer unheilvollen Allianz mit einer entgleisten Immunreaktion chronische Erkrankungen erheblich verschlechtern. »Immunalterung steht nicht nur mit Krebs in Zusammenhang, sondern auch mit Herz-Kreislauf-Erkrankungen, einem erhöhten Risiko für eine Lungenentzündung und weniger wirksamen Impfungen«, sagt Klopack. Genauso gilt das für Infektionskrankheiten oder für andere komplexe Erkrankungen wie Rheuma, Diabetes, Erkrankungen des Magen-Darm-Trakts oder der Haut.

Auch das Risiko, nach einem Herzinfarkt zu versterben, erhöht sich durch ein geschwächtes Immunsystem: Für die Funktion des Herzens und die Reparatur von Schädigungen an diesem wichtigen Organ sei »ein intaktes Immunsystem elementar«, sagt Stefan Frantz, Direktor der Medizinischen Klinik I am Universitätsklinikum Würzburg. Nach einem Herzinfarkt liege eine Art Wunde vor. Hier wandern Immunzellen in das Herz ein und sorgen für die Wundheilung. Diese

Zellen kommen beispielsweise aus Knochenmark und Milz. Für eine adäquate Heilung nach einem Herzinfarkt muss das Immunsystem in guter Balance sein. Fällt die Immunreaktion zu stark aus, reagiert das Herz mit einer Verschlechterung der Pumpfunktion. Das Immunsystem beeinflusst zudem, wie schnell das Herz altert. »Und bei jedem Herzschlag müssen Makrophagen - Zellen des Immunsystems - anwesend sein, damit die Reizweiterleitung beim Herzschlag funktioniert«, so Frantz.

Gut erforscht ist mittlerweile der Zusammenhang zwischen dem Entzündungsprotein CRP und Herzkrankheiten. Ein erhöhter CRP-Wert im Blut weist darauf hin, dass es irgendwo im Körper eine Entzündung gibt, und dieses Protein lässt sich sehr viel leichter nachweisen als die Vielzahl der verschiedenen Zytokine, deshalb werden seine Spiegel heutzutage oft ersatzweise für alle gemessen. »CRP ist der gängigste Marker für das Vorliegen entzündlicher Prozesse im Körper«, sagt Norbert Müller, Professor für Psychoneuroimmunologie an der Universität München. In Reaktion auf einen erhöhten Zytokinspiegel erhöht sich auch das CRP - gleich, ob es im Körper einen Virusinfekt gibt, Gewebeschäden, Harnwegsinfekte, Lungenentzündung, Magenschleimhautentzündungen oder chronische Bronchitis. Das Immunsystem tobt also und bildet Interleukin-6, dieses regt dann die Produktion von CRP an. Doch damit schadet es leider dem Herzen.

Was Krebs mit dem Immunsystem zu tun hat

Das Immunsystem kann nicht nur seine Aufgaben bei der Wundheilung und zur Abwehr von Mikroben schlecht erfüllen, wenn es durch das Dauerfeuer an Stresshormonen beschädigt ist. Auch die anderen Aufgaben leiden, zum Beispiel die wichtige Aufgabe, Krebszellen im Körper aufzuspüren und zu zerstören. Jeden Tag bildet der menschliche Körper etwa 10 000 Krebszellen. Deshalb patrouillieren Zellen des Immunsystems durch Blut und Gewebe, um die gefährlichen entarteten Zellen zu finden und zu zerstören. Unter chronischem Stress funktioniert dieser Aufräumprozess allerdings nicht mehr so gut. Wenn dem Immunsystem deshalb einzelne Krebszellen durch die Lappen gehen, können sie sich bis zu einem Tumor vermehren.

Das heißt nicht, dass Krebs grundsätzlich etwas mit Stress zu tun hat. Dass Krebszellen entstehen, ist zunächst normal. Jeden Tag kommt der Körper mit gefährlichen Substanzen in Berührung: Das Sonnenlicht bestrahlt das Erbgut in den Hautzellen, Zigarettenrauch und Feinstaub greifen das Gewebe der Lunge an. Im Körper vermehren sich Zellen und machen dabei Fehler, auch so entstehen entartete Zellen, die dann zu Terroristen im friedlichen Miteinander der vielen Millionen menschlichen Körperzellen werden können. Auch zur Kontrolle so entstandener entarteter Zellen braucht es das Immunsystem. Und in der Regel löst es diese Aufgabe hervorragend.

Gehen den köpereigenen Spähtruppen aber doch entartete Zellen durch die Lappen, kann das ernste Folgen haben. Sie können sich vermehren. Und wenn sie sich einige Male geteilt haben, nützt es auch nicht mehr viel, wenn das Immunsystem doch noch auf sie aufmerksam wird, denn ab einer gewissen Zahl von Krebszellen kann das Immunsystem gar nicht mehr allein mit dem Krebs fertigwerden. Zunehmend werden spezielle Medikamente, sogenannte Biologica, eingesetzt, um das Immunsystem aufzurüsten und effektiver beim Bekämpfen dieser Krebszellen zu machen. In der Regel handelt es sich bei den Biologica um Antikörper. Ihr Einsatz hat die Krebstherapie revolutioniert.

Es gebe eine Krebspersönlichkeit, hieß es früher. Wer zu viel grübelt, lade den Krebs praktisch zu sich ein. Diese simple Sicht hat sich nie bestätigt. Sehr wohl können Kummer, Unglück und Depressionen aber auf indirektem Weg eine entstehende Krebserkrankung negativ beeinflussen – zum Beispiel, weil sie den Lebensstil verändern. Weil sie zu Übergewicht führen, zu Bewegungsmangel oder anderen Risikofaktoren für Krebs. »Die Psyche bestimmt indirekt durchaus mit, wie gesund wir leben«, sagt Susanne Weg-Remers, Leiterin des Krebsinformationsdienstes am Deutschen Krebsforschungszentrum in Heidelberg. »Wer Stress oder Ärger mit Zigaretten und Alkohol oder viel Essen begegnet, hat auch ein höheres Krebsrisiko.«

So kann Stress gerade am Anfang einer Krebserkrankung eine entscheidende Rolle spielen. Aber auch bei der Bewältigung: Schließlich müssen die Wunden nach Krebsoperationen heilen, eventuell zurückgebliebene Krebszellen müssen aufgeräumt werden, und auch Chemotherapien führen zu Schädigungen im Körper, die ausgebessert werden müssen. Hier ist das Immunsystem erneut gefragt.

In der umfassenden Global Health Study aus Großbritannien wurden vor ein paar Jahren die Daten von mehr als 60 000 Menschen neu ausgewertet. Von Anfang an wurde über einen längeren Beobachtungszeitraum auch ihre psychosoziale Belastung erfasst. Dabei zeigte sich, dass sehr belastete Personen häufiger eine Krebserkrankung entwickelten. »Krebs ist eine multifaktorielle Erkrankung«, sagt Carsten Watzl. »Man kann sie in den seltensten Fällen an einem einzigen Auslöser festmachen.« So bekomme ja nicht jeder Kettenraucher Lungenkrebs und nicht jeder, der viel in der Sonne liegt, Hautkrebs. Dass die Psyche als ein Faktor zur Krebsentstehung beitragen könne, sei aber mittlerweile keine Frage mehr.

Man kann sich leicht vorstellen, dass es für den Heilungsprozess ebenfalls nicht günstig ist, wenn ein krebskranker Mensch unter dem Schock der Diagnose steht und große Angst um sein Leben hat. So ließ sich in Studien der Einfluss von Depressionen auf Brustkrebs unmittelbar nachweisen: Während jede zweite Brustkrebspatientin, die an einer Depression litt, innerhalb von fünf Jahren starb, schied unter den Patientinnen ohne Depressionen nur jede vierte so früh aus dem Leben.

Dabei muss man allerdings berücksichtigen, dass Depressionen auf mehreren Wegen den Heilungsprozess stören – zum einen über das Herunterregulieren des Immunsystems, aber auch, weil es Menschen mit Depressionen schwerer fällt, die empfohlenen Therapien zu befolgen, weil sie sich meist schlechter ernähren und weniger andere heilungsfördernde Aktivitäten unternehmen, wie zum Beispiel Bewegung an der frischen Luft. In anderen Studien, die diese Einflüsse der Depression auf das Verhalten berücksichtigten, waren die Ergebnisse nicht ganz so extrem. Aber ein Einfluss von Depressionen und Ängsten auf das Überleben von Krebspatienten zeigte sich immer noch.

Die Psychoonkologie ist deshalb seit ihrer Erfindung in den 1970er-Jahren ein immer wichtigeres Angebot in der Betreuung von Krebspatienten geworden. »Menschen mit Krebs sollten psychische Unterstützung bekommen, um ihren Heilungsprozess zu fördern«, betont Susanne Weg-Remers vom Krebsinformationsdienst. Psychoonkologen sprechen mit Krebskranken über ihre Sorgen und Ängste, aber auch über ihre Beanspruchung in der Familie oder im Job. »Besonderes Augenmerk« richteten seriöse Psychoonkologen darauf, »was Krebspatientinnen und Krebspatienten belastet und was ihnen hilft, mit der Erkrankung umzugehen«, betont Weg-Remers. So kann der Stress, den die Krankheitsphase mit sich bringt, zumindest reduziert werden.

Hilfreich sei es für Betroffene hingegen nicht, wenn man ihnen sagt, sie müssten positiv denken, sie müssten kämpfen, oder sie könnten den Krebs besiegen, wenn sie nur fest daran glauben. »Viele Krebskranke hören solche und ähnliche Ratschläge aus ihrem Umfeld«, sagt Weg-Remers. Für manche Patientinnen und Patienten könne das hilfreich und motivierend sein, aber andere fühlten sich auch unter Druck. Für sie könnte es der bessere Weg sein, die Krankheit als Teil ihres Lebens zu akzeptieren. Auch das kann den Stress reduzieren und das Immunsystem stärken.

Der Immunologe Carsten Watzl hat gemeinsam mit einer Hamburger Firma eine Gesundheitsapp für gesundete Brustkrebspatientinnen entwickelt. Wenn die Frauen ihre Therapie hinter sich haben und der Krebs erfolgreich bekämpft ist, nehmen sie oft keine weiteren Medikamente mehr. Sie können dann nicht mehr viel tun – müssen warten, ob der Krebs zurückkommt oder nicht. Viele Frauen sind vor allem in der ersten Zeit voller Sorgen, dass sie die Krankheit noch nicht überstanden haben. Die App namens Optimune begleitet sie in diesem Prozess. Sie regt die Frauen an, sich gut zu ernähren und gut zu schlafen. Fragt immer wieder, wie es ihnen geht, und unterstützt sie dabei, sich etwas Gutes zu tun. Einer ersten Auswertung zufolge ging es den Frauen, die die App nutzten, besser als solchen ohne die Begleitung. Sie suchten auch seltener ungeplant einen Arzt auf.

Psychisches Leid oder Infektion – was war zuerst da?

Anders als beim Krebs, bei dem es sich um eine ungeheuer komplexe Erkrankung handelt, ist der Nachweis, dass die Seele und das Immunsystem einen direkten und erheblichen Einfluss auf den Krankheitsverlauf haben, bei Infektionen schon lange erbracht. Das haben wir weiter oben gesehen. Grob gilt: »Je gestresster die Versuchspersonen waren, desto schneller und heftiger haben sie die Virusinfektion entwickelt«, sagt Eva Peters. Es ist nicht überraschend, dass dies erst recht für eine Extremform des Gestresstseins, des Sich-unter-Druck-Fühlens gilt – für Menschen mit depressiven Symptomen oder Depressionen. Auch sie erkranken Studien zufolge schneller und schwerer, wenn sie mit Viren in Kontakt kommen.

Aber wie immer bei solchen Studien stellt sich die Frage: Was war zuerst da – die Henne oder das Ei? In diesem Fall: die Depression oder der schlechtere Gesundheitszustand? Diese Frage lässt sich oft sehr schwer beantworten, man muss sich meist ausgefeilte Ansätze ausdenken, um eine Kausalität zu beweisen. Wissenschaftler bringen hier gerne das Beispiel von den Störchen und den Geburtenzahlen. Tatsächlich stand der Rückgang der Storchenpopulation in Baden-Württemberg zwischen 1966 und 1975 in einem direkten proportionalen Verhältnis zum Rückgang der Geburtenzahlen. Aber das beweist natürlich nicht, dass die Störche auch die Babys bringen.

Ähnlich verhält es sich mit den Infekten und den Depressionen: Oft genug liegen depressive Symptome schon lange vor, bevor sie diagnostiziert werden. Und man kann Menschen mit Depressionen oder depressiven Symptomen schon aus ethischen Gründen nur schwer in Studien einbinden, in denen man sie auch noch Virusinfektionen aussetzt, nur um zu überprüfen, ob sie leichter erkranken.

Das Auftreten von Aids aber hat beim Klären dieser Frage geholfen – und harte Belege dafür geliefert, wie sehr die Psyche Einfluss nimmt. Bei Aids handelt es sich um eine Immunschwächekrankheit, die durch eine Infektion hervorgerufen wird. Steckt man sich mit dem Humanen Immunschwächevirus (HIV) an, dringt dieses in die Immunzellen ein, vor allem in die T-Helferzellen. Diese gehen nach und nach zugrunde. Wenn die Zahl dieser wichtigen Immunzellen unter eine bestimmte Grenze gesunken ist (200 Zellen pro Mikroliter Blut), dann wird aus einer HIV-Infektion die Aids-Erkrankung. Dann haben Menschen erkennbare Symptome. Wie schnell sich aus einer HIV-Infektion das Vollbild Aids entwickelt, ist von Mensch zu Mensch extrem unterschiedlich. Es hängt wahrscheinlich davon ab, wie gut das Immunsystem in der Virenabwehr ist – und auch von der psychischen Widerstandskraft, die man hat.

Wie stark der psychische Einfluss ist, hat die San Francisco Men's Health Study vor einigen Jahren gezeigt: Im Rahmen dieser Studie wurde an 400 HIV-infizierten, aber noch nicht Aids-kranken Männern aus San Francisco untersucht, wie viel Zeit verging, bis sie Aids entwickelten. Jene Probanden, die zu Beginn ihrer Behandlung psychisch besonders belastet waren, entwickelten die Immunschwäche im Durchschnitt 1,4 Jahre früher als solche, die nicht depressiv waren. In anderen Studien erhöhten Stress, depressive Symptome und fehlende soziale Unterstützung die Zahl der Aids-Viren im Blut; Betroffene hatten ein fünfmal so hohes Risiko, an klinisch manifestem Aids zu erkranken, sie konnten die Viren schlechter bekämpfen und lebten kürzer. Das galt auch, wenn man andere schon vorhandene medizinische Symptome und das individuelle Gesundheitsverhalten aus der Analyse herausrechnete. In weiteren Studien zeigte sich: Wer positive Assoziationen hatte und Wörter wie »hope« (Hoffnung) und »happy« (glücklich) häufiger benutzte, hatte eine bessere Chance, die Infektion lange zu bekämpfen, als jemand, der häufig »sad« (traurig) und »lonely« (einsam) sagte.

Mittlerweile kann man eine HIV-Infektion sehr gut behandeln, man stirbt nicht mehr daran. Medikamente unterstützen die Immunzellen bei der Kontrolle des aggressiven Virus, mit dem sie alleine überfordert sind. Wenn Patienten eine hochpotente Therapie aus verschiedenen Medikamenten bekommen, können sie das HI-Virus so gut in Schach halten, dass sie nicht krank werden. Die Zahl der Viren im Körper bleibt so klein, dass sie sogar wieder ungeschützten Sex haben können, ohne ihre Partner anzustecken. Doch selbst sehr potente Therapien (wie die HAART) werden Studien zufolge in ihrer Wirkung herabgesetzt, wenn die Patienten besonders gestresst sind.

»Wir haben insgesamt substanzielle und übereinstimmende Evidenz dafür gefunden, dass chronische Depression, stressige Ereignisse und Trauma das Fortschreiten der Krankheit negativ beeinflussen können«, sagt die Psychiaterin Jane Leserman von der University of North Carolina in Chapel Hill, die sich immer wieder mit der Rolle der Seele im Hinblick auf die Schwere der Krankheit bei HIV-Infizierten beschäftigt hat. Die

Zahl der T-Helferzellen sinke schneller, es komme zur Erhöhung der Viruszahl und zu einem größeren Risiko für eine gesundheitliche Verschlechterung bis hin zum Tod.

Jane Lesermans Auswertungen zeigten auch, dass das Auftreten von depressiven Symptomen nicht von den klinischen Symptomen oder der Zahl der T-Helferzellen abhing: Manche Patienten entwickelten nach der Diagnose eine Depression, andere erst später, wenn es ihnen gesundheitlich immer schlechter ging. Aber umgekehrt ließ sich durch das Vorliegen von depressiven Symptomen zum Zeitpunkt der Diagnose – wenn Menschen also schon depressiv waren, bevor sie sich mit HIV infizierten – vorhersagen, wie lange es dauern würde, bis sie Aids entwickelten. Das alles zeigt sehr deutlich: Eine angeschlagene Seele befördert Aids, das Umgekehrte ist nicht zwingend der Fall.

Die fatale Macht negativer Gefühle

Stress muss aber gar nicht von außen kommen. Schon Gedanken können Stress auslösen, und man kann sich damit selbst furchtbar unter Druck setzen. So machen auch negative Gefühle dem Immunsystem zu schaffen, ganz ohne dass irgendwo ein krank machender Keim in einer Blutbahn unterwegs wäre. Besonders toxisch sind negative Gedanken über sich selbst. Dabei müssen die Gedanken nicht einmal auf Fakten beruhen. Es reicht zum Beispiel schon der Eindruck, den Ansprüchen im Beruf nicht zu genügen, zu viele Fehler zu machen oder unbeliebt zu sein.

Wie schon die Studie mit den absichtlich gesetzten Wunden im Mund zeigte: Das Immunsystem reagiert nicht nur auf einschneidende Lebensereignisse. Es genügen bereits deutlich mildere Stresssituationen, um die Abwehrkräfte schwinden zu lassen, wenn sie über längere Zeit fortbestehen – anhaltender Druck auf der Arbeit, Auseinandersetzungen mit der Familie oder Streit mit dem Partner. Am Immunsystem lässt sich bereits ein mittleres Stresslevel ablesen. Was für die Studierenden die Examensangst ist, sind für andere zu hohe Anforderungen in ihrem Alltag oder auch einfach belastende Umweltbedingungen. So heilen bei Menschen, die zu Hause Angehörige mit Alzheimer pflegen, künstlich gesetzte Wunden in der Haut langsamer als bei Menschen ohne demenzkranke Verwandte – und zwar um 24 Prozent. Wer dauernd mit seinem Ehepartner streitet, zeigt sogar eine um 60 Prozent verzögerte Wundheilung im Vergleich zu Menschen in einer friedvollen Beziehung. In den Wunden finden sich dann deutlich gesenkte Spiegel verschiedener Zytokine.

Auch Einsamkeit bringt das Immunsystem aus dem Takt. Forscher um John Cacioppo von der University of Chicago fanden vor ein paar Jahren heraus, dass sich bei einsamen Menschen ebenso wie bei Rhesusaffen nicht nur die Antwort von Immunbotenstoffen verschlechtert; manche Immunzellen, die Monozyten, werden zudem in ihrer Entwicklung gestört, sie werden nicht zu voll funktionsfähigen Zellen. Dafür verantwortlich ist eine fehlgeleitete Aktivierung des Nervensystems (konkret: des Sympathikus): Es bilden sich dadurch zwar jede Menge neuer Immunzellen, doch diese bleiben unreif. Als unreife Zellen sind die Monozyten aber wirkungslos gegen Infekte. »Sie bleiben gegenüber echten Gefahren wie Virusinfektionen eine stumpfe Waffe«, sagt Cacioppo. Bei den einsamen Rhesusaffen zeigte sich, dass sie tatsächlich schlechter auf Viren reagierten.

Bei all dem geht der Körper immer dieselben Wege, gleich, ob Lärm, Viren, eine Deadline, eine akute Verletzung, eine beängstigende Situation, Hektik oder nagende Sorgen uns quälen. Stress ist universell, und er entwickelt sich immer dann, wenn wir fürchten, dass uns etwas entgleitet. »Psychologischer Stress entsteht, wenn eine Person die Situation als Bedrohung, Verlust oder Herausforderung empfindet und nicht sicher ist, ob sie genügend Ressourcen für die Bewältigung besitzt«, sagt Susanne Fischer, Psychologische Psychotherapeutin und Stressforscherin. Und je mehr man fürchtet, die Kontrolle zu verlieren, desto schlimmer wird er.

Die heilende Rolle von Stress

Der Stress von heute ist also gefährlicher als ein wildes Tier. Wenn man die vielfältigen Ergebnisse rund um das Zusammenspiel von Nerven, Psyche und Immunsystem einmal auf sich wirken lässt, dann kann man eigentlich nur zu dem Schluss kommen, dass es besser ist, von einem Löwen angegriffen zu werden (zumindest, wenn man die Chance hat, den Angriff zu überleben), als sein ganz normales Leben zu führen. Alltag, das bedeutet ja für viele Menschen heutzutage eine unaufhörliche Aneinanderreihung von Verpflichtungen: ständig unter Strom zu stehen, von einem Termin zum nächsten zu hetzen, immer erreichbar und damit auch immer in Habtachtstellung zu sein – also Dauerstress. Und wie ungesund der ist, haben wir jetzt hinlänglich erfahren.

Zeit also, sich einmal zu fragen: Muss das sein – oder geht das auch anders?

Die Antwort ist ebenso klar wie erleichternd: Man kann das ändern! Und auch dabei helfen uns die Erkenntnisse der Psychoneuroimmunologie.

Die grundsätzlich gute Nachricht lautet ja: Wenn Nerven, Psyche und Immunsystem, diese drei wichtigen Komponenten der menschlichen Gesundheit, sich dermaßen prägnant wechselseitig beeinflussen, dann hat das selbstverständlich nicht nur negative Folgen. Die Körperabwehr kann, wie jedes Teil des Netzwerks der Psychoneuroimmunologie, vom Zusammenspiel mit den anderen Partnern profitieren. Wenn Stress also das Immunsystem belastet, dann kann ein starkes Immunsystem die negativen Folgen von Stress abpuffern, und dann können Maßnahmen gegen Stress nicht nur die Nerven stärken, sondern auch das Immunsystem. So wie Einsamkeit krank macht und Vernachlässigung töten kann, so können Liebe und vertrauensvolle Beziehungen ebenso wie das Erleben sozialer Unterstützung die Körperabwehr kräftigen. Und so wie HIV-positive Patienten mit viel Stress schlechter auf ihre Therapie ansprechen, gilt auch: Wer zu Beginn der Therapie psychisch gestärkt wird und Stress abbaut, profitiert mehr von den Medikamenten.

Somit kann sich jeder das Netzwerk von Nerven, Seele und Immunsystem zum Wohle seiner Gesundheit zunutze machen. Dafür gibt uns die Forschung der Psychoneuroimmunologie einige weise Ratschläge an die Hand. Es gibt Wege, besser mit Stress umzugehen, den Schaden, den er verursacht, zu minimieren. Am Ende kann man den täglichen Stress, dem man nun einmal ausgesetzt ist, sogar dazu nutzen, rundum gesünder zu werden.

Wie man schlimmen Stress aussortiert

Nun muss man einräumen: weg mit dem Stress! Das sagt sich so einfach, aber das ist es ja nicht. Man kann gewiss mal runterfahren, auch mal nett gemeinte Einladungen zum Feiern oder nicht ganz so nett gemeinte Aufforderungen zu noch mehr Arbeit ablehnen. Und ganz bestimmt kann man sich Auszeiten schaffen, indem man sich wenigstens für ein Stündchen aus dem Familienwahnsinn absentiert, einfach mal alleine spazieren geht – und dabei dann unbedingt das Handy zu Hause lässt. Rein theoretisch könnte man auch seltener mit den Kindern spielen, in der Arbeit nur die einfachen Projekte übernehmen und den Hund abgeben. Aber das will man meistens nicht, weil viele dieser Dinge, die Energie kosten, Zeitdruck auslösen und öfter mal Stress verursachen, ja auch das Gegenteil bewirken: Sie bereiten Freude, sie machen das Leben bunt – und sie liefern dadurch am Ende auch Energie.

Damit das Leben mehr Glück als Stress bedeutet, gilt es deshalb zunächst einmal zu sortieren, was wirklich weg kann aus dem Terminkalender. Das gilt für alles, was überwiegend negativ beziehungsweise zu wenig positiv ist. Was toxischen Dauerstress bedeutet. Und das ist natürlich höchst individuell. Nicht jeder Mensch reagiert gleich – und auch nicht jedes Immunsystem. Während eine Person das Rausgehen mit dem Hund als zusätzliche Dauerbelastung erlebt, findet die andere die gemeinsame Zeit mit dem Tier besonders reizvoll oder betrachtet die Aufgabe nicht als Verpflichtung, sondern als willkommene Gelegenheit, mal vom Schreibtisch wegzukommen und sich Bewegung zu verschaffen.

Zurück zur Kontrolle

Aber selbst, wenn man aussortiert hat, wird jede Menge Stress bleiben. Das ist an sich nicht schlimm, davon krank zu werden aber schon. Da wir Stress nicht komplett vermeiden können, ist die wichtigste Strategie, um in stressigen Zeiten gesund zu bleiben, sich vom Stress nicht unterkriegen zu lassen. Es geht darum, das Leben selbst zu steuern und sich nicht vom Stress, von den zahlreichen Aufgaben, von den Ansprüchen der anderen steuern und dominieren zu lassen. Der Stress darf nicht übermächtig werden, wenn er die Gesundheit nicht auffressen soll.

Denn, das lehren die Forschungen zur Psychoneuroimmunologie: Gefährlich und ungesund wird Stress eben erst dann, wenn er chronisch wird. Akuter Stress ist sogar förderlich fürs Immunsystem. Akuten Stress darf man deshalb ruhig mal willkommen heißen – und sich dabei daran erinnern, dass man ihn sich oft selbst ausgesucht hat. Weil man noch schnell die Wäsche aufhängen wollte, bevor man zu seinem Termin aufgebrochen ist. Weil die Aufgabe, die sich gerade stressig anfühlt, das Leben interessant macht. Und weil das Glücksgefühl, sie bewältigt zu haben, am Ende die unangenehmen Momente mehr als wettmacht.

Deshalb gilt es als Erstes, mal zu unterscheiden, wo der Stress denn von der schnurrenden Miezekatze zum schädlichen Monster wird. Den bösen vom guten Stress abzugrenzen, fällt vielen Menschen nicht leicht. Die Psychoneuroimmunologin Eva Peters empfiehlt, ein Stresstagebuch zu führen: »Wo genau habe ich eigentlich Stressreize, in welchem Zusammenhang werde ich wie krank?«, lauten die Fragen, die es dort zu beantworten gilt. Und: »Wie kann ich mir merken, was mich in den Stress führt, und wie kann ich das frühzeitig abstellen?« Ein wesentliches Kriterium ist für Peters, dass man sich nicht mehr an Dingen erfreuen kann, an denen man sonst immer Gefallen gefunden hat. »Das ist ein Symptom, das einen aufmerksam machen sollte«, sagt sie, »das zeigt sehr deutlich, dass die Psyche chronisch belastet ist und man wahrscheinlich auch körperlich mitreagiert.« Es gelte dann zu prüfen, ob man die Situationen oder Gegebenheiten, die einen stressen, abstellen kann.

Wenn ein Treffen mit bestimmten Menschen eher zur Belastung wird, weil verschiedene politische Ansichten immer wieder zu Streit führen oder man sich ausgenutzt fühlt, wenn man ein Ungleichgewicht empfindet, dann kann es besser sein, diese Freundschaften zu beenden. Wer sich beruflich gestresst fühlt, sollte überlegen, ob es helfen könnte, die Dinge anzusprechen, die zu viel sind, und gemeinsam mit Vorgesetzten und Kollegen nach Lösungen zu suchen und neue Strukturen zu entwickeln.

Weil sich Stress nicht völlig verbannen lässt, sollte man ihn in sein Leben integrieren. Die wichtigste Strategie dabei lautet: Man sollte nur so wenig Stress zulassen, dass man immer noch das Gefühl hat, er wird nicht übermächtig. Man sollte weiter selbst im Cockpit sitzen und nicht Sorge haben, dass längst der Stress das Leben lenkt. »Problematisch wird Stress immer dann, wenn er als nicht kontrollierbar erlebt wird«, sagt der Psychiatrieprofessor Klaus Lieb, Direktor des Leibniz-Instituts für Resilienzforschung in Mainz. Ohnmacht zu empfinden, heißt ja immer auch: handlungsunfähig zu sein, verzweifelt, ohne Perspektive. Es ist ein Zustand, der gleich alle drei extrem belastet: Psyche, Gehirn und Immunsystem. Deshalb ist es das oberste Gebot, Handlungsfähigkeit zu bewahren, so klein der Spielraum auch sein mag. Aber sich zumindest die wenige Zeit des Tages, die frei verfügbar ist, einteilen zu können, entscheiden zu können, was man zuerst macht, und auch die Option zu durchdenken, Dinge einfach abzusagen: All das eröffnet im Kopf Freiräume.

Wenn Menschen davon überzeugt sind, dass sie die Lage, obwohl sie gerade unter Druck stehen, nach wie vor im Griff haben, wird der Stress nicht so toxisch. Das lässt sich auch messen: Ist ein Gefühl der Selbstwirksamkeit spürbar, steigen die Cortisolwerte nur geringfügig an.

Der Geist formt also die Antwort des Immunsystems auf Stress. Deshalb ist es extrem hilfreich, wenn man seinen Geist trainiert.

Der eigene Blick auf den Stress

Stress lässt sich nicht völlig verhindern, und das wäre auch gar nicht gut. Denn ein bisschen Stress regt das Immunsystem an. Stress ist wie ein Stimulus, um an anspruchsvollen Aufgaben zu wachsen und künftige Herausforderungen besser zu bewältigen. Ein bisschen Stress hält uns auch im Training. Wissenschaftler sprechen deshalb von »Stressimpfung«. Wer sich immer mal wieder in der Auseinandersetzung mit den kleineren Zumutungen des Lebens übt, kann besser damit umgehen, wenn mal eine größere Widrigkeit im Weg steht. Dennis Charney empfiehlt deshalb sogar, regelmäßig Stressprogramme zu absolvieren: »Wenn Menschen sich Stresssituationen aussetzen, die zu bewältigen sind, dann können sie daraus lernen und dann können sie mit der Zeit immer mehr Stress standhalten«, sagt der Professor für Psychiatrie von der Icahn School of Medicine at Mount Sinai in New York. »Man entwickelt sozusagen einen psychologischen Werkzeugkasten, der Selbstvertrauen und Optimismus beinhaltet und den man nutzen kann, wenn es schwierig wird.« Wenn man dann seine Komfortzone verlassen muss, weil sich Dinge unschön entwickeln, ist man vorbereitet.

Man denke nur an Feuerwehrleute: Wie trainieren sie für den Umgang mit einem Brand? Wie schaffen sie es in der krisenhaften Situation, ein Feuer zu löschen und Verletzte zu retten, konzentriert und ohne Angst zu sein? Bevor sie zum ersten Mal durchs Feuer gehen informieren sie sich, sie lernen viel über Brände und darüber, wie man sich in kritischen Situationen verhält. Sie üben immer wieder, testen den Ernstfall. Sie klettern durch Übungskorridore, lassen sich mit Rauch einnebeln, tragen Kollegen, die sich halbtot stellen, aus der »Gefahrenlage« heraus. Sie schleppen schweres Gerät herum. Das Training ist stressig.

Wenn man sich vorstellt, dass man eines Abends auf dem Weg nach Hause die Wohnung des Nachbarn brennen sieht – was tut man? Man zögert, man denkt kurz dran wegzulaufen, man bekommt Angst, mit zitternden Fingern sucht man nach seinem Handy, um die Feuerwehr zu rufen. Sobald die Feuerwehrleute eintreffen, rennen sie ins Haus – ohne zu zögern und ohne in Frage zu stellen, was sie da tun. Der Unterschied zwischen einem selbst und den Feuerwehrleuten ist: Sie haben trainiert, sie haben alle Abläufe verinnerlicht, sie wissen genau, was zu tun ist, sie betrachten es als ihre Aufgabe. Für sie ist der Brand fast so normal wie für andere ein weiterer Tag im Büro.

Man solle »herausfordernde Situationen nicht unbedingt

zu vermeiden versuchen, sondern sich überlegen, ob man sich dadurch nicht weiterentwickeln könnte«, rät Donya Gilan vom Mainzer Leibniz-Institut für Resilienzforschung. Wenn man sich aufregenden Ereignissen und anspruchsvollen neuen Erlebnissen stellt, verleiht einem das nicht nur mehr Selbstbewusstsein. Sich wiederholt und ganz bewusst Stress auszusetzen, führt auch dazu, dass man sich an zunächst als wahnsinnig stressig eingeschätzte Momente gewöhnt. Es werden dann immer weniger Stresshormone ausgeschüttet, sodass die Situationen nach und nach auch als weniger stressig erlebt werden – und also weniger stressig sind.

Deshalb tut es gut, als Erstes den Geist zu trainieren, den Nerven-Part aus der Dreifaltigkeit der Psychoneuroimmunologie: Wenn man sich klarmacht, dass man den Stress selbst gewählt hat und dass es einem wirklich viel lieber ist, zum Kindergarten zu hetzen und dort seinen Sohn noch kurz vor Schluss abzuholen, als keinen Sohn zu haben, dann kann man den Stress schon mal besser akzeptieren. »Es sind oft unsere Gedanken, die Ereignisse schlimmer werden lassen«, sagt Klaus Lieb.

Stress lustvoll begegnen

Es ist ja auf den ersten Blick erstaunlich: Obwohl zweifelsfrei feststeht, wie ungesund Stress sein kann, blühen viele Menschen mit wirklich stressigen Lebensentwürfen geradezu auf. Sie scheinen bestens damit zurechtzukommen. Von ihnen kann man lernen. Nein, es geht nicht darum, ein ähnlich stressiges Leben zu führen. Aber wer sich aktiv für jede Menge Stress entscheidet – weil er ein Land lenken, die Welt verändern, viel Geld verdienen will –, dem macht der Stress weniger aus als Menschen, die Stress einfach immer nur ätzend finden.

Wie wichtig die eigene Einstellung zum Stress für dessen gesundheitliche Folgen ist, haben im Jahr 2012 Wissenschaftler von der University of Wisconsin in Madison mit Hilfe von 28 000 Probandinnen und Probanden untersucht. Sie wollten wissen, wie diese Menschen den Stress in ihrem Leben wahrnahmen. Die Teilnehmenden beantworteten zwei einfache Fragen, vier Antworten waren jeweils vorgegeben.

a. Wie viel Stress haben Sie in den vergangenen zwölf Monaten gehabt?
   1. viel Stress
   2. mittelmäßig viel Stress
   3. relativ wenig Stress
   4. fast keinen Stress

b. Wie viele Auswirkungen hatte der Stress auf Ihre Gesundheit?
   1. viele
   2. einige
   3. kaum welche
   4. keine

Die Wissenschaftler überprüften daraufhin mit Hilfe von Sterberegistern, welche ihrer Probanden in den folgenden neun Jahren starben. Die Ergebnisse waren verblüffend. Denn es zeigte sich, dass viel Stress allein ein frühes Ableben nicht beförderte. Aber viel Stress zu haben und zu glauben, dass er sich negativ auf die Gesundheit auswirkt, das erhöhte das Risiko für einen vorzeitigen Tod um 43 Prozent. Diejenigen, die fanden, dass Stress ihre Gesundheit nicht beeinträchtigte, hatten hingegen das geringste Risiko zu sterben – es war sogar noch geringer als das jener Menschen, die wenig Stress hatten.

In der Studie ging es ausdrücklich nicht um die realen Risiken für die Gesundheit. Die Wissenschaftler untersuchten also nicht, wie toxisch der Stress wirklich war, den die Probanden erlebten. Es ging nur darum, was die Befragten glaubten, wie sehr sich ihr persönlicher Stress auf ihre Gesundheit auswirkte. Es ist daher gut möglich, dass manche Probanden ihre Situation einfach realistisch einschätzten – weil sie wussten, dass Stress ihnen nicht guttat, weil ihr Stress objektiv ihrer Gesundheit abträglich war, etwa wenn sie nachts arbeiteten. Aber andere dürften auch übertrieben oder ihren Stress viel zu klein gemacht haben.

Alles in allem zeigte sich somit eindrucksvoll die Macht der Überzeugung. Ähnlich wie bei der Künstlerin Meret Oppenheim, die ihren Tod mit 72 Jahren als 36-Jährige vorhergesagt hatte, erfüllte sich die negative Prophezeiung. Wenn man Stress als ungesund einschätzt oder wahrnimmt, dann ist er sehr wahrscheinlich auch ungesund. »Etwas an seiner Einstellung zum Stress zu ändern ist deshalb der wichtigste Weg, gesünder zu leben«, folgern die Studienautoren um Abiola Keller und Whitney Witt.

Es gilt also, eine andere Perspektive auf den persönlichen Stress einzunehmen, damit er einen nicht mehr so stresst. Den Stress umzudefinieren von einem bösen Monster in die schnurrende Miezekatze, die einem die Gelegenheit gibt, die Situation zu beherrschen. Manchen Stress kann man dann sogar lustvoll erleben. Wenn man sich klarmacht, dass er bald vorbei ist. Wenn man sich daran erinnert, wie schön es war, als man das letzte Mal eine ähnlich schwierige Aufgabe bewältigt hat. Dass man die Zeit im Bett, zu der einen die Virusinfektion gezwungen hat, vielleicht mal als große Chance genießen könnte, jetzt wirklich rein gar nichts tun zu müssen. Auch wenn man meint, eigentlich so viele wichtige Dinge erledigen zu müssen.

Man kann Stress als etwas betrachten, das einen nur krank macht. Oder man betrachtet ihn als etwas, das einem Stärke und Energie gibt, Widrigkeiten im Leben zu bestehen. Es ist ja nicht umsonst so, dass manche Menschen Zeitdruck förmlich provozieren, indem sie auf den letzten Drücker mit der Erledigung einer Aufgabe beginnen. Denn sie wissen, dass sie unter diesem Druck besonders effizient und sogar besonders gut arbeiten.

Wenn man weiß, dass Stress zur Ausschüttung von Adrenalin und Cortisol führt und das Herz zum Schlagen bringt, dann kann man dies auf zwei Arten verstehen. Die ungesunde Möglichkeit ist: Oh je, der Stress erhöht mein Risiko für Herz-Kreislauf-Erkrankungen und einen Herzinfarkt. Die bessere Möglichkeit ist: Ah, ich spüre, dass mein Herz kräftig schlägt. Es pumpt mehr Sauerstoff in mein Gehirn. Meinem Körper steht nun mehr Energie zur Verfügung, damit ich diese Situation gut bewältigen kann. Danke, Herz! Ich schaff das.

Diesen Blick auf den Stress kann man gezielt trainieren. Wie effektiv ein Perspektivwechsel ist, haben Wissenschaftler von der Harvard University gezeigt. Sie gaben 50 Studierenden jeweils 25 Dollar, um an einem Experiment teilzunehmen, das mit voller Absicht zu einer wirklich stressigen Herausforderung werden sollte. Entwickelt wurde das Experiment Anfang der 1990er-Jahre an der Universität Trier, es ist als »Trier Social Stress Test« international bekannt geworden.

Die Probandinnen und Probanden sollten vor Fremden einen fünfminütigen Vortrag über ihren Gemütszustand halten, der auf Video aufgenommen wurde – und das auch noch vor unfreundlichen Zuschauern. Die waren vorher instruiert worden, ihr Missfallen deutlich nach außen zu tragen: Augenbrauen hochziehen, Stirn runzeln, gähnen, kritisch gucken, Arme abwehrend überkreuzen. Danach sollten die Probandinnen und Probanden vor diesem Publikum eine schwierige mentale Aufgabe erfüllen: Sie sollten von 996 rückwärts in Siebenerschritten zählen … 989 … 982 … 975 … Auch hier war dem Auditorium zuvor gesagt worden, wie es reagieren sollte: Bei jedem Fehler war ein vernichtendes Feedback gewünscht.

Dass ein solcher Plan für die Testpersonen extrem stressig sein würde, stand fest, denn Studien zeigen, dass Auftritte vor Publikum für Menschen, die es nicht gewöhnt sind, immer belastend sind. Das Ausscheren aus der Gruppe stellt für das soziale Wesen Mensch nun mal eine Herausforderung dar. Wenn sich das Publikum dabei auch noch feindselig verhält, wird der Vortrag zum Adrenalin-Superkick.

In dem Harvard-Experiment aber ließ sich die Stärke des Kicks modulieren: Ein Teil der Studierenden durfte vor dem großen Auftritt Videospiele spielen; weiteren Freiwilligen wurde empfohlen, unangenehme Gefühle einfach zu ignorieren, sollten welche im Verlauf des Experiments auftreten. Einer dritten Gruppe wurde hingegen eine neue Perspektive auf Stress vermittelt: Ihr wurde gesagt, dass ein klopfendes Herz, schnelleres Atmen und Bammel vor den Reaktionen des Publikums alles Werkzeuge ihres Organismus seien, um gut durch diese Stresssituation zu kommen. Herzklopfen und Aufregung würden sie zu besseren Leistungen antreiben, am Ende würden sie deshalb viel erfolgreicher sein als ohne Stress. Die Message war: In einer schwierigen Situation macht Stress dich stärker.

Es zeigte sich: Wer diese Botschaft gehört hatte, kam erheblich besser mit den schwierigen Aufgaben zurecht. Die mental derart vorbereiteten Probandinnen und Probanden hielten überzeugendere Vorträge und lösten den Zähltest sicherer. Sie wurden vom Publikum auch als selbstbewusster beurteilt. Sie lächelten mehr und hatten eine positivere Körpersprache. Auch belegten Messwerte die Macht der Seele über die Nerven und über das Immunsystem: Physiologischen Untersuchungen zufolge entgleiste die Stressantwort im Körper der gecoachten Probanden weniger als die jener Probanden, denen gesagt wurde, sie sollten ihre Körpersignale einfach ignorieren, oder die gar keine Anleitung bekommen hatten, wie sie die schwierige Situation überstehen könnten. Ihr Herz schlug zwar schneller, aber ihre Blutgefäße verengten sich nicht. Dieser Zustand gleicht dem von Momenten, in denen man freudig aufgeregt oder mutig ist.

Die Psychologin Kelly McGonigal von der Stanford University gilt als Champion in Bezug auf diese neue Perspektive auf Stress. Ihr TED-Talk mit dem Titel »How to make stress your friend« wurde mehr als 31 Millionen Mal angesehen. »Was ich von diesen Studien gelernt habe, hat wirklich verändert, was ich über Stress denke«, sagt sie. »Der beste Weg, Stress in den Griff zu bekommen, ist nicht, ihn zu reduzieren oder zu vermeiden, sondern anders über ihn zu denken und ihn sogar zu umarmen.«

Jahrelang habe sie den Menschen erzählt, dass Stress sie krank mache, sagt McGonigal. Dass er ihr Feind sei. Damit habe sie ihren Job als Gesundheitspsychologin, also als jemand, der Menschen zu einer besseren Gesundheit verhelfen will, nicht gut gemacht. Denn so habe sie ihre Klienten vor allem belastet. Inzwischen weiß McGonigal: »Stress ist nicht mein Feind, er ist mein Freund.«

Es ist ein bisschen wie mit anderen Misslichkeiten im Leben oder auch mit Menschen, die einem auf den ersten Blick unsympathisch erscheinen und negative Gefühle in einem auslösen: Wenn man ihnen offen begegnet und sie zum Freund statt zum Feind macht, werden sie das oft auch. Den Stress zum Gegner zu erklären, ihn negativ zu framen, verschlimmert die Sache dagegen nur. Er wird dann übermächtig. In der Stressstudie aus Harvard sahen die jungen Probandinnen und Probanden jedesmal besonders viele negative Emotionen bei ihren Zuschauern, wenn sie versuchten, diese zu ignorieren. Wenn sie den Stress als Lösung ihres Problems willkommen hießen, schwand hingegen ihre Aufmerksamkeit für das Stirnrunzeln und die gelangweilten Blicke.

Was die Sache außerdem besser macht: Wenn man die stressigen Herausforderungen, die das Leben sich so für einen ausdenkt, als grundsätzlich sinnvoll betrachten kann. Wenn man weiß, wofür man etwas tut: weil man erfolgreich sein will, weil man für seine Kinder da sein will, weil es wichtig ist, dass der Hund an die frische Luft kommt, weil man die Welt zu einem besseren Ort machen will, wenigstens die kleine Welt bei sich zu Hause, am Arbeitsplatz, in der Straße. »Eine Aufgabe im Leben zu haben und sich für diese einzusetzen, ist etwas ungeheuer Gesundes«, sagt Klaus Lieb.

Tatsächlich ist sinnvoller Stress weit weniger toxisch als solcher, den man höchst widerwillig in Kauf nimmt. Das wiesen US-amerikanische Psychologinnen und Psychologen in einer Studie mit knapp 700 Menschen aus der Gegend um Detroit nach. Sie fragten diese Menschen, wie gestresst sie im letzten Jahr waren. Aber sie wollten auch wissen, wie sehr sie sich für andere Menschen eingesetzt hatten. Dabei zeigte sich noch einmal, welch große gesundheitliche Belastung Krisen bedeuten. Jede große Krise - sei es ein Todesfall eines nahestehenden Menschen oder finanzielle Probleme - erhöhte das Risiko, in den kommenden 25 Jahren zu sterben, um 30 Prozent. Aber es zeigte sich auch die Kraft des Positiven: Bei jenen Menschen, die anderen Menschen häufig halfen, ließen Krisen das Sterberisiko überhaupt nicht ansteigen.

»Die gefährlichsten Auswirkungen von Stress auf die Gesundheit sind nicht unvermeidlich«, sagt Kelly McGonigal. Im Gegenteil. Sie lassen sich leicht abwenden. »Wie man denkt und wie man handelt, verändert alles. Man muss Dinge tun, die dem Leben Bedeutung geben. Dann kann man nicht nur Stress besser aushalten, man kann Herausforderungen auch besser bewältigen. Weil man es sich zutraut.«

5 Das Rätsel der Pandemie

Die Corona-Impfung? Die würde ja überhaupt nichts nützen, erzählt eine junge Münchnerin ihren Mitschülerinnen immer wieder im Brustton der Überzeugung: Ihr Vater hätte sich impfen lassen, ihre Mutter nicht. Und als beide sich mit dem Coronavirus ansteckten, sei der Vater viel schlimmer erkrankt als die Mutter. Ihr Fazit: Die Impfung kann man sich sparen.

Bei ihrer schnellen Auswertung von zwei Krankengeschichten hat die 16-Jährige allerdings außer Acht gelassen, dass so ein Blick auf Einzelfälle nicht einmal wenige Schlussfolgerungen zulässt. Er lässt gar keine zu. Statistisch gesehen ist es keine Frage, dass die Covid-19-Impfung vor einem schweren Verlauf einer Corona-Infektion schützt. Das belegen deutsche wie internationale Daten. Und doch kann es passieren, dass ein einzelner geimpfter Mensch schwerer unter dem Virus leidet als jemand anders, der genauso alt ist und sich nicht impfen ließ. »Das Immunsystem des Einzelnen ist das Entscheidende, und das kann sehr unterschiedlich schlagkräftig sein«, sagt der Immunologe Carsten Watzl.

Wie wichtig individuelle Faktoren für das Abwehren von Krankheiten sind und wie verschlungen mitunter die Wege der

Immunabwehr, das zeigte sich in der Pandemie besonders deutlich: Mancher Hochbetagte überstand eine Corona-Infektion problemlos, manch junger Mensch starb hingegen, und manch einer, der gut mit dem Virus klarkam, entwickelte danach Long Covid. Weshalb Menschen so unterschiedlich mit ein und derselben Krankheit fertigwerden, ist nicht in jedem Einzelfall bis ins Detail verstanden. Aber viele Faktoren sind bekannt. Und selbst bei solchen Faktoren, bei denen man zunächst ganz andere Hintergründe vermuten würde, spielt meist doch das Immunsystem die tragende Rolle.

Da ist zum Beispiel das Übergewicht. Dass zu viele Pfunde das Herz belasten und es dem Organismus dadurch im wahrsten Sinne schwer machen, sich bei Herausforderungen aus dem Reich der Viren und Bakterien zu behaupten, liegt auf der Hand. Aber die Rolle des Übergewichts geht bei vielen Krankheiten weit über diesen Effekt hinaus. Denn Fett ist nicht einfach nur passive Masse, die man mit sich herumschleppt. »Das Fettgewebe spielt eine ganz aktive Rolle im Stoffwechsel, es produziert zum Beispiel Entzündungsmarker«, sagt Carsten Watzl. »Stark übergewichtige Menschen tragen deshalb eine chronische Entzündung im Körper.«

Diese zusätzliche Entzündungsreaktion im Fettgewebe verschlimmert die Situation nach einer Corona-Infektion. Menschen erkranken zunächst einmal an Covid-19, weil das Coronavirus in die Körperzellen eindringt und diese zerstört, wie das bei quasi allen Viruserkrankungen der Fall ist. Aber beim neuen und bis vor Kurzem für die Immunabwehr aller Menschen auf diesem Planeten vollkommen unbekannten Coronavirus kommt hinzu, dass die Immunzellen bei einer Infektion extrem heftig reagieren – und durch ihre Reaktion die schon oft erwähnten Kollateralschäden im Körper auslösen.

Am Ende kann der Körper mehr unter seiner eigenen Immunantwort leiden als unter den direkten Folgen der Infektion. Deshalb werden Patienten auf der Intensivstation häufig mit Entzündungshemmern behandelt – Medikamenten, die eben diese Entzündungsreaktion unterdrücken. Das ist nicht bei allen Infektionskrankheiten so, bei der Influenza zum Beispiel spielen die Immunreaktionen keine so wichtige Rolle für den Verlauf der Erkrankung – und tatsächlich haben Übergewichtige hier anders als bei Covid-19 auch kein erhöhtes Risiko, schwer zu erkranken.

Risikofaktor Männlichkeit

Ein häufig übersehener Risikofaktor bei Covid-19 ist es, Mann zu sein. Schon in ersten Berichten aus der Anfangszeit der Pandemie im Frühjahr 2020 zeigte sich, dass Männer erheblich häufiger einen schweren Verlauf haben als Frauen – und das nicht, weil sie vielleicht unvernünftiger wären, Krankheiten ignorieren würden oder später zum Arzt gingen. Es liegt vielmehr an ihrer Biologie: In einer internationalen Studie, für die mehr als drei Millionen Covid-19-Fälle weltweit ausgewertet wurden, kamen im Untersuchungszeitraum etwa dreimal so viele Männer mit Covid-19 auf die Intensivstation wie Frauen – obwohl sich beide Geschlechter etwa gleich häufig infiziert hatten. Das galt in Berlin genauso wie in Südamerika. »Mit wenigen Ausnahmen ist der Geschlechterunterschied ein weltweites Phänomen«, schreiben die Autorinnen aus London und Kapstadt.

Ein deutlicher Unterschied zeigt sich auch beim Sterberisiko. Der Studie zufolge ist die Gefahr, dass sie eine Corona-

Infektion nicht überleben, für Männer etwa 1,4-mal so hoch wie für Frauen. Für Deutschland spricht das Robert Koch-Institut (RKI) sogar von einem »doppelten Risiko« für Männer. Auch das Risiko, Beatmung zu benötigen, sei für Männer doppelt so hoch wie für Frauen, so das RKI.

Die Gründe dafür können vielfältig sein. Gut möglich, dass auch die vielzitierten Vorerkrankungen eine Rolle spielen, sagt Bernhard Zwißler, Direktor der Anästhesiologie am Universitätsklinikum München. So leiden Männer häufiger als Frauen an Herz-Kreislauf-Erkrankungen, die als erheblicher Risikofaktor für einen schweren Covid-19-Verlauf gelten.

Es gibt aber auch einen möglichen molekularen Mechanismus: Das Sars-CoV-2-Virus befällt menschliche Zellen über ein Molekül namens ACE2 auf der Oberfläche der Zellen. Dieses Molekül kommt bei Männern in einer höheren Dichte vor, wie Wissenschaftler vom University Medical Center Groningen herausfanden. Die männlichen Zellen öffnen den Viren damit leichter die Pforten als die Zellen von Frauen. Vor Kurzem hat eine internationale Arbeitsgruppe unter Beteiligung der Charité und des Helmholtz Zentrums München zudem gezeigt, dass neben Männern auch Raucher und Ältere besonders viele dieser Türöffner für Sars-CoV-2-Viren auf ihren Zellen haben. Der Zusammenhang erhärte sich zunehmend, sagt Bernhard Zwißler.

Interessanterweise sind Raucher also nicht nur wegen ihrer angegriffenen Lunge besonders durch Corona gefährdet, sondern offenbar auch, weil ihre Zellen die Viren so gerne hereinlassen. Aus einem ähnlichen Grund tragen übrigens auch Menschen mit Blutgruppe A ein vergleichsweise hohes Risiko für einen schweren Covid-19-Verlauf: Das Molekül auf ihren Blutzellen, das für die Zugehörigkeit zur Blutgruppe A sorgt, können die Coronaviren leichter ausnutzen, um Zellen zu kapern, als die Molekülausstattung anderer Blutgruppen.

Wahrscheinlich werden Frauen mit dem Coronavirus aber auch einfach besser fertig, weil sie insgesamt ein stärkeres, ein aktiveres Immunsystem als Männer haben. »Viele Gene, die für das Immunsystem eine Bedeutung haben, befinden sich auf dem X-Chromosom, und Frauen haben zwei X-Chromosomen, Männer nur eins«, sagt Christine Falk, Professorin für Immunologie an der Medizinischen Hochschule Hannover. Zusammen mit hormonellen Besonderheiten führt dies offenbar dazu, dass Frauen eine bessere Immunabwehr haben. Womöglich hat die Natur das absichtlich so eingefädelt. Schließlich ist es für werdende Mütter besonders wichtig, Keime effektiv abzuwehren, um sich und das Ungeborene zu schützen. Gleichzeitig braucht es immunologische Toleranz der werdenden Mutter, um das Ungeborene in ihrem Körper zu akzeptieren, das ja nur etwa zur Hälfte der Mutter ähnelt und ebenso viel vom Vater mitbringt – also quasi ein Fremdkörper im eigenen Bauch ist.

Speziell für Sars-CoV-2 wurde der Unterschied zwischen den beiden Geschlechtern in puncto Immunabwehr in einer Studie der Yale University untersucht. 100 Covid-19-Patientinnen und -Patienten gaben dafür Speichel, Blut, Urin und Stuhl ab. Es zeigte sich, dass infizierte Frauen deutlich mehr T-Zellen gegen das Virus bildeten als Männer, besonders schlecht war die T-Zell-Aktivierung bei älteren Männern. Außerdem produzierten Frauen mehr von dem Immunbotenstoff Interferon, mit dem sich die Zellen des Immunsystems gegenseitig warnen.

Die Frauen sind im Abwehrkampf gegen Sars-CoV-2 also eindeutig im Vorteil. Allerdings gilt das nicht mehr, wenn die akute Infektion bekämpft ist. Danach zeigt sich wieder einmal, dass ein stärkeres Immunsystem nicht ausschließlich hilfreich ist. Bei Long Covid zum Beispiel, jenen Spätfolgen, an denen Schätzungen zufolge zehn Prozent der Infizierten noch Wochen oder Monate nach einer akuten Erkrankung leiden, scheint es eher kontraproduktiv zu sein, wenn das Immunsystem besonders aktiv ist.

In den jüngeren Altersgruppen (unter 50 Jahre) sind signifikant mehr Frauen von Long Covid betroffen, darauf weisen einige Studien hin, aber auch Experten und Expertinnen, die mit Long-Covid-Patienten arbeiten. Als eine der Ursachen für Long Covid wird – neben vielen weiteren Faktoren – eine anhaltende, starke Immunreaktion diskutiert. Womöglich kämpft das Immunsystem bei den Betroffenen immer noch gegen den eigentlich längst besiegten Feind und zerstört dabei gesundes Gewebe. Das ist ähnlich wie bei Autoimmunerkrankungen, und unter denen leiden Frauen ebenfalls häufiger als Männer, etwa fünfmal so oft.

Der Pariser Krankenhausverbund Assistance Publique meldete schon im Juli 2020, dass dort viermal so viele Frauen mit Long Covid betreut werden wie Männer. Und britische Forschende berichteten im März 2021, dass die Wahrscheinlichkeit für Frauen, sich nach Corona nicht vollständig zu erholen, fünfmal so groß ist. Sie litten doppelt so oft wie Männer unter schweren Erschöpfungssymptomen und siebenmal so häufig unter Atemnot.

Mehr als nur ein schwaches Herz: Was Vorerkrankungen so gefährlich macht

Vorerkrankungen sind bei Corona-Infektionen berüchtigt. Aber warum erhöhen sie eigentlich das Risiko? Auch hier spielt oft das Immunsystem eine Rolle. Es ist ja leicht nachzuvollziehen, dass eine schon vorgeschädigte Lunge nicht gut mit einem Corona-Angriff klarkommt. Menschen mit schlecht eingestelltem Asthma oder der chronischen Atemwegserkrankung COPD waren deshalb in der Pandemie besonders gefährdet. Das Virus ist für die ohnehin gebeutelte Lunge dieser Menschen eine zusätzliche Herausforderung, die leicht zu groß werden kann.

Andere Vorerkrankungen sind aus anderen Gründen ein Problem: Diabetes oder eine Niereninsuffizienz zum Beispiel beeinträchtigen direkt die Funktion des Immunsystems, die Immunzellen haben dadurch weniger Kapazitäten, um Infektionskrankheiten effektiv zu bekämpfen. Und schließlich spielen Wechselwirkungen zwischen den verschiedenen Organen eine Rolle. Herz, Lunge und Gehirn sind ja keine Einzelkämpfer im Körper, sie arbeiten zusammen – ähnlich intensiv wie Seele, Nerven und Immunsystem.

Wenn ein Organ leidet, leiden die anderen daher meist mit. Besonders gut ist das für das Wechselspiel von Herz und Lunge erforscht: Wird die Lunge etwa durch ein Influenza- oder Coronavirus angegriffen, dann führt das zur Mehrbelastung des Herzens. Ohnehin geht eine Infektion immer mit einer Belastung für den Kreislauf einher: Die Körpertemperatur wird höher, die Atmung muss sich beschleunigen, Flüssigkeit geht verloren. »Das bedeutet eine Mehrarbeit für das Herz«, sagt Anja Kwetkat, Fachärztin für Altersforschung am Klinikum Osnabrück. Hinzu kommt die Belastung durch die Entzündungsreaktion des Immunsystems. Wenn das Herz schon vorgeschädigt ist, etwa durch einen Infarkt oder eine Herzschwäche, dann wird es in dieser Konstellation weiter angegriffen. Deshalb sind in der Pandemie viele Covid-19-Patienten letztlich an einer Herzkrankheit gestorben.

Weshalb betagte Menschen besonders gefährdet sind

Auch bei dem Risikofaktor Alter gibt es einen immunologischen Hintergrund: Dass das Alter einer der wichtigsten Faktoren dafür ist, ob eine Corona-Infektion gefährlich wird, gehört längst zum Allgemeinwissen. Nicht so bekannt ist, dass dies vor allem auf die schwächelnde Leistungsfähigkeit des Immunsystems bei älteren Menschen zurückgeht. Denn die Verfügbarkeit frischer, naiver Immunzellen, die sich gegen neue, unbekannte Erreger richten können, nimmt im Laufe des Lebens immer mehr ab. Das Immunsystem wird dann mit bekannten Erregern noch relativ gut fertig, neue Erreger bereiten ihm aber zunehmend Probleme. Deshalb wirken auch Impfungen bei älteren Menschen in der Regel nicht mehr so gut, weil durch sie ja in der Regel Schutz gegen einen Erreger aufgebaut werden soll, der für das Immunsystem bis dahin ein Unbekannter war.

Ursächlich für den Verlust der naiven Immunzellen ist, dass im Laufe des Lebens keine neuen Lymphozyten mehr gebildet werden. Einer der Orte, der für die Entwicklung von Lymphozyten zuständig ist, ist der Thymus. Dabei handelt es sich um eine Drüse, die hinter dem Brustbein sitzt – also etwa dort, wo Affen und manche Menschen mit den Fäusten trommeln, wenn sie ihre Kraft demonstrieren wollen. Der Thymus wird gerne »Schule« oder »Fabrik« für T-Lymphozyten genannt. Hier werden die im Knochenmark gebildeten T-Zellen fortgebildet, untaugliche werden aussortiert und in den Tod geschickt. Nur wird diese Fabrik leider schon lange vor dem Lebensende geschlossen. Das war's dann mit neuen T-Zellen.

Schon in der Pubertät hat der Thymus seine größte Zeit hinter sich. Von da an schrumpft die Drüse (die – wenn sie von Kälbern stammt – als Delikatesse namens Kalbsbries verkauft wird). Ob bei Kühen oder Menschen: Ab dem Erwachsenenalter ist nur noch ein kümmerlicher Thymusrest vorhanden, der hauptsächlich aus Fett- statt aus Drüsengewebe besteht. So ist die Zahl der im Thymus ausgebildeten T-Lymphozyten bereits in jungen Jahren auf etwa ein Zehntel der Zahl aus der Kindheit geschrumpft, und im Alter zwischen 40 und 50 Jahren sinkt sie noch einmal kräftig.

Die Leistungsfähigkeit der Immunabwehr gegen Infektionskrankheiten beginnt dann deutlich nachzulassen. Erstens, weil keine neuen T-Zellen mehr produziert werden und die Schule des Thymus durchlaufen. Zweitens, weil die Kommunikation zwischen den verschiedenen Immunzellen schlechter verläuft, denn die Reaktion der Immunzellen auf die Botenstoffe anderer Zellen lässt nach, zugleich läuft die Bildung der Warn- und Aktivierungssubstanzen langsamer ab. Und drittens werden im Alter auch weniger Antikörper hergestellt als in jungen Jahren. Die Folge von all dem ist: Viele Infekte halten bei betagten Menschen länger an und sind schwerer als bei jungen. Oft nehmen sie auch einen tödlichen Verlauf. Das gilt nicht nur für Grippe und Lungenentzündungen, sondern auch für Covid-19.

Denn wenn das Immunsystem nicht schnell genug reagiert, bringt das gleich zweifach Probleme mit sich: Das Virus kann sich stärker vermehren, bevor es bekämpft wird, und richtet dementsprechend größeren Schaden an. Weil das Virus dadurch leicht außer Kontrolle gerät, muss das Immunsystem umso aggressiver gegen den Erreger kämpfen, wenn es denn einmal damit angefangen hat. Deshalb verursacht es bei diesem Abwehrkampf gegen einen gestärkten Gegner leider umso größere Kollateralschäden.

Das Immunsystem verliert also nicht erst ab 60 oder 65 Jahren deutlich an Kraft, das hat man auch bei Covid-19 gesehen. Die schweren Verläufe der Krankheit nahmen weltweit bereits ab einem Alter von 50 Jahren zu. So zeigte eine US-Studie, die das Schicksal von mehr als 110 000 Kriegsveteranen untersuchte, dass das Risiko für einen schweren Krankheitsverlauf nach einer Corona-Infektion ab dem 50. Geburtstag alle fünf Lebensjahre um den Faktor 1,5 stieg. Über 80-Jährige hatten im Vergleich mit den 45- bis 50-Jährigen ein fast 17-fach erhöhtes Risiko, aber 50- bis 55-Jährige eben auch schon ein 1,5-fach erhöhtes.

»Für andere Krankheiten, die schon wesentlich besser untersucht sind, gilt Ähnliches«, sagt die Altersmedizinerin Anja Kwetkat. Zum Beispiel für die Lungenentzündung, die zu den gefährlichsten Infektionen für ältere Menschen zählt und viele das Leben kostet, auch als eine Folge von Covid-19. »Für diese gut erforschte Infektionskrankheit steigt die Sterblichkeit bereits ab einem Alter von 50 Jahren deutlich«, betont Kwetkat. »Das hört niemand so gern, denn mit 50 Jahren fühlt man sich noch nicht alt. Aber viele haben zu diesem Zeitpunkt schon ein geschwächtes Immunsystem.«

Befördert werden Erkrankungen der Lunge noch durch weitere Altersfaktoren, die auch etwas mit der Interaktion von Immun- und Nervensystem zu tun haben: Die Schutzbarrieren im Körperinneren arbeiten im Alter schlechter. So können sich die Schleimhäute in den Atemwegen nicht mehr so gut regenerieren, wenn sie von Viren, Schadstoffen oder anderen Unseligkeiten angegriffen werden. Der Abtransport von Fremdkörpern durch die Flimmerhärchen ist verlangsamt, weil sie weniger gut auf Reize reagieren, außerdem lässt die von Nervenzellen vermittelte Reaktion nach, durch Husten oder Niesen Krankheitserreger und überflüssigen Schleim aus der Lunge zu befördern. »Dadurch steigt das Risiko, dass Krankheitskeime anhaften und in den Körper gelangen«, sagt Kwetkat. Zudem wird der Hustenstoß weniger effektiv, wenn im Alter Muskelmasse und Muskelkraft abnehmen.

Aber auch am Körperäußeren leidet die Infektabwehr. Hier begünstigt die Alterung der Haut das Auftreten von Infektionen: Weil ihre Elastizität mit den Jahren nachlässt, werden Menschen anfälliger für Verletzungen – also für offene Stellen am Körper, durch die Erreger leicht eindringen können. Gleichzeitig lässt die Durchblutung der Haut nach: Auch das schwächt ihre Funktion im Falle einer Verletzung, weil Abwehrzellen nicht mehr so schnell dahin gelangen, wo sie gebraucht werden.

Doch die nachlassende Immunabwehr erhöht nicht nur das Risiko für Infektionskrankheiten, sondern auch das für viele weitere Erkrankungen, bei denen Entzündungen eine Rolle spielen. Dazu gehören Alzheimer und Herz-Kreislauf-Erkrankungen. Auch aus diesem Grund zählen diese Erkrankungen zu den Alterskrankheiten.

Wie man sein Immunsystem jung hält

So unfreundlich das alles klingt: Es heißt keineswegs, dass man dieser Entwicklung tatenlos zusehen muss. Tatsächlich kann man der Alterung des Immunsystems entgegenwirken. Denn wie fit die Abwehrkräfte sind, hängt direkt mit der Fitness des ganzen Körpers zusammen. »Wir wissen aus Studien, dass der Zustand unseres Immunsystems mit anderen Gesundheitsparametern in wechselseitiger Beziehung steht«, betont Anja Kwetkat. »Wer sich im Alter noch sehr fit fühlt und körperlich aktiv ist, hat oft im gesamten Körper noch eine gute Organfunktion – und das trifft dann meist auch auf das Immunsystem zu.«

Was das konkret heißt? Alles, was gesund ist, hilft auch dem Immunsystem. Ausführlich beschäftigen wir uns damit im abschließenden Kapitel. »Eine gezielte Förderung für das Immunsystem gibt es aber nicht«, sagt Carsten Watzl. Außer bei Impfungen: Da wird das Immunsystem trainiert – allerdings nur gegen einen ganz speziellen Erreger. Gegen andere Erreger hilft die Impfung nicht, sie macht das Immunsystem also nicht insgesamt kräftiger. Aber das Immunsystem als Ganzes zu stärken, ist ja ohnehin keine gute Idee, wie wir schon in Kapitel 3 gesehen haben.

Vielmehr sollte man darauf achten, dem Körper all die Dinge zuzuführen, die das Immunsystem braucht. Eine ordentliche Portion Schlaf und Bewegung gehören ebenso dazu wie öfter mal Spaß zu haben. Oft heißt es, Zink und Vitamin D seien für die Immunabwehr unerlässlich. Das stimmt auch, aber deshalb sollte man Substanzen wie diese trotzdem nicht in Pillenform zuführen. Es sei denn, es besteht ein Mangel an einem bestimmten Nährstoff, dann können Ergänzungsmittel sinnvoll sein. Insbesondere gilt das für Vitamin D, denn im Alter ist die Produktion dieses Vitamins verlangsamt.

Ein hilfreiches Mittel gegen die Immunalterung ist es aber auch, den Pool an frischen, naiven, zu jeder Zeit gegen fremde Erreger kampfbereiten Immunzellen zu bewahren. Anders als es oft heißt, stärken Infekte die Immunabwehr eben nicht. »Kein Kind muss die Masern durchmachen, um sein Immunsystem zu trainieren«, sagt Carsten Watzl. »Im Gegenteil, die Masern können dem Kind nachhaltig schaden.« Im Laufe ihres Lebens sollten Menschen es daher lieber vermeiden, sich allzu oft schwere Infekte mit neuen Erregern einzufangen. Natürlich kann man nicht jeden Infekt umgehen, und kleinere Infekte sind auch kein Problem. Aber aggressiven Viren wie dem Coronavirus oder der nächsten Grippe zum Beispiel mit einer Impfung vorzubeugen, kann helfen, den Pool an unverbrauchten Immunzellen zu bewahren. Im Alter hat man dann eher noch welche, die immer noch kampfbereit sind.

6 Der Darm, das Immunwunder

Die drei Hauptdarsteller der Psychoneuroimmunologie sind im Körper tatsächlich allgegenwärtig: Das Immunsystem ist ständig im ganzen Organismus unterwegs. Das Nervensystem durchzieht den Menschen vom Scheitel bis zur Ferse, sendet überallhin Botschaften und empfängt selbst im linken kleinen Zeh unter dem Fußnagel noch die feinsten Signale. Und die Seele mag im Gehirn ihren Hauptsitz haben, aber auch sie meldet sich in allen Ecken, Enden und Falten des Körpers zu Wort. Doch auch wenn diese drei Akteure quasi überall im Körper wechselwirken, so gibt es doch einen Ort, an dem das Miteinander von Nervenzellen, Immunzellen und Psyche ganz besonders eng ist: Das ist der Darm. Er ist quasi ein Gigant in Sachen Psychoneuroimmunologie, er hat sie perfektioniert.

Das zeigt sich zunächst einmal darin, dass im Darm so viele Immunzellen unterwegs sind wie nirgends sonst im Körper. 70 Prozent aller Immunzellen des menschlichen Körpers tummeln sich im Dünn- und Dickdarm – und knapp 80 Prozent aller Abwehrreaktionen finden hier statt. Zugleich gibt es hier ein extrem dichtes Geflecht an Nervenzellen. Es liegt als dünne Schicht zwischen den verschiedenen Muskelschichten des Verdauungsschlauches und sorgt dafür, dass sich der Darm pro

Minute fünftausend Mal zusammenzieht und wieder erschlafft. Mit seinen rund 200 Millionen Neuronen besitzt der Darm mehr Nervenzellen als das Rückenmark, nur das Gehirn hat noch mehr. Es gibt im Darm aber nicht einfach nur extrem viele Immun- und Nervenzellen, ihre Arbeit ist so bedeutend und derart komplex, dass Fachleute von einem eigenen Immunsystem des Darms sprechen sowie von einem eigenen Hirn des Darms, auch »Bauchgehirn« genannt.

Nun muss man zugeben, dass der Darm selbst schon alle Rekorde bricht. Mit seiner Länge von etwa sieben Metern und seinen vielen Falten kommt er auf eine Fläche von unglaublichen 500 Quadratmetern: Aber auch für diese Größe ist die Zahl der Immunzellen und Nervenzellen in diesem Organ äußerst hoch: »Diese Zellen sind im Darm auf engstem Raum zusammen«, sagt Michael Schemann von der Technischen Universität München, der die Nervenfunktionen des Magen-Darm-Trakts und ihre Verbindungen zum Immunsystem erforscht. Mittlerweile hat sich sogar eine eigene Fachrichtung dafür entwickelt, die Neurogastroenterologie – weil immer klarer wird, wie vernetzt diese Systeme im Körper sind und wie wertvoll es ist, das eine stets mit Blick auf das andere zu behandeln.

Denn natürlich leben Nerven- und Immunzellen im Darm nicht einfach nebeneinanderher, sie kommunizieren intensiv miteinander. Dass sie dieselbe Sprache benutzen, haben wir schon erfahren, aber förderlich für ihre rege Kommunikation ist zudem der enge räumliche Kontakt. Zum Beispiel sammeln sich besonders viele Immunzellen des Bauchraums in den Lymphknoten des Darms – genau dort, wo dessen Nervenfasern enden.

Ein Gehirn im Bauch haben auch Regenwürmer, es ist im Kopf etwas dicker, verläuft aber durch den ganzen langen Körper. Mit ihm ist der Darm des Menschen von der Evolution her verwandt, aber deshalb sollte man ihn keinesfalls unterschätzen: Der Darm gilt mit seinem feinen Geflecht aus Nerven- und Immunzellen als Spiegel der Seele, er meldet sich meist schnell, wenn es dem Menschen nicht gut geht. Man hat ein Bauchgefühl für viele Dinge, die das Gehirn nicht versteht, einem wird schlecht vor Angst, und im Augenblick großen Glücks und großer Liebe tanzen Schmetterlinge im Bauch. Auch für Stress ist der Darm besonders anfällig.

Dazu tragen auch die zwei Kilogramm an Bakterien bei, die im Darm leben, rund 100 000 000 000 000 an der Zahl. Sind sie aus dem Gleichgewicht, sind verschiedenste Krankheiten die Folge – offenbar auch seelische. Schon länger finden Wissenschaftler Auffälligkeiten im Darm von Patienten mit Depressionen, zuletzt zeigte sich in einer großen Studie, dass bei ihnen dreizehn verschiedene Bakterienarten auffallend häufig beziehungsweise selten vorkommen. Deshalb versuchen Wissenschaftler im Rahmen von Studien, depressive Patienten zu heilen, indem sie ihnen Stuhl und damit Bakterien von gesunden Menschen übertragen.

Der Einfluss des Darms auf die Gesundheit des ganzen Körpers ist also immens. Etwas unheimlich ist dabei: Das lange Organ im Bauch scheint sogar ein Eigenleben zu führen, das bestätigt auch Michael Schemann: »Der Darm reagiert vollkommen autonom. Man kann ihn nicht beeinflussen – egal, wie viel Hirn man hat –, und das macht ihn einzigartig«, sagt er und fügt scherzend hinzu: »Wie wenig man den Darm mit seinem Gehirn unter Kontrolle hat, merkt man vor allem dann, wenn man gerade akut an Reisedurchfall erkrankt ist, aber es gilt auch sonst.« Der große Dichter Gotthold Ephraim Lessing hat seinen Nathan, den Weisen, sagen lassen »kein Mensch muss müssen«, und im Sinne der Aufklärung mag das auch wegweisend und stilbildend gewesen sein. Was den Darm betrifft, gilt allerdings eher eine andere, ebenfalls verbreitete Weisheit: Man muss nicht viel im Leben, aber man muss müssen.

Wie unabhängig dieser Riesenschlauch im Bauchraum ist, zeigen auch die Experimente von Michael Schemann: »Wenn wir eine Lunge im Labor in eine Petrischale mit Flüssigkeit legen, wird die Lunge nicht atmen. Wenn wir ein Herz in eine Petrischale mit Flüssigkeit legen, schlägt das Herz ein paar Mal, und dann ist Schluss. Wenn wir aber einen Darm in eine Flüssigkeit legen, führt er alle lebenswichtigen Funktionen aus, so wie er es normalerweise auch im Körper täte, und das vollkommen autonom, stundenlang, tagelang. Unser Rekord im Labor sind achteinhalb Tage.«

Der Darm verfügt aber nicht nur über große Selbstständigkeit, beeinflusst das Wohlbefinden und hat eine faszinierende Macht auch über das Verhalten des Menschen, jedenfalls was den nächsten Toilettengang betrifft. Er hat auch auf die anderen Organe des Körpers einen ungeheuren Einfluss. Sogar auf das Gehirn. Die Wissenschaft geht mittlerweile davon aus, dass das Nervensystem des Darms wichtige Steuerungsaufgaben bis ins Zentralnervensystem hinein übernimmt.

Die erstaunlichen Leistungen des Darm-Hirns

Dazu nutzt der Darm den Vagusnerv, den wohl berühmtesten Teil des Parasympathikus. Dieser größte aller Hirnnerven reicht in fast alle inneren Organe hinein, auch in den Darm. Er verschaltet also Gehirn und innere Organe miteinander – allerdings nicht so, wie man das lange dachte. Viele Jahre hielten Expertinnen und Experten diesen beeindruckenden Riesennerv für eine Einbahnstraße, die den inneren Organen übermittelte, was das Gehirn zu sagen hatte.

Doch mittlerweile weiß man, dass das zumindest für den Darm nicht gilt: 90 Prozent der Informationen, die zwischen Darm und Gehirn ausgetauscht werden, gehen vielmehr vom Darm aus. Er gibt den Ton an. Die Lunge erhält ihre Befehle zum Atmen vom Atemzentrum im Gehirn, das Herz-Kreislauf-Zentrum im Schädel sorgt für den Herzschlag und die Weite der Blutgefäße, aber beim Darm ist es umgekehrt: Er hat die Hoheit über seine Arbeit nicht an das Gehirn abgegeben, er bestimmt selbst, was er tut.

»Das liegt wahrscheinlich an seiner Größe«, sagt Michael Schemann. »Man muss sich mal vorstellen, was sieben Meter Darm bedeuten: Ein Darmzentrum im Gehirn müsste jeden Millimeter kontrollieren. Das heißt, wir bräuchten einen Riesenschädel, um die zusätzlichen Nervenzellen aufzunehmen, und einen riesig dicken Hals, um Platz für die Nerven zu schaffen, die Gehirn und Darm verbinden müssten.« Wohl deshalb habe die Natur dem Darm seine Eigenständigkeit gelassen.

Michael Schemann geht sogar davon aus, dass sich das Gehirn im Laufe der Evolution irgendwann einmal als Ableger des Darm-Hirns entwickelt hat – und nicht umgekehrt. Er verweist auf ein Unterwassertier, einen Süßwasserpolypen namens Hydra. Das kleine, nur drei Zentimeter messende Nesseltierchen hat zwar ein Darm-Hirn, aber kein Kopf-Hirn. Das Darm-Hirn ist demnach in der Evolution tatsächlich vor dem Kopf-Hirn entstanden.

Der Darm hat also seinen eigenen Kopf, und der ist sogar lernfähig: »Natürlich kann das Darm-Hirn keine Gedichte auswendig lernen oder über sich selber reflektieren«, sagt Schemann, »die gesamte Bandbreite des bewussten Lernens fällt aus.« Der Darm habe aber die Fähigkeit zum sogenannten impliziten Lernen, also zur unbewussten Aneignung von Fertigkeiten: »Die Nervenzellen im Darm haben exakt die gleichen Fähigkeiten wie die im Gehirn, die für Lernen und Gedächtnis verantwortlich sind. Alle dafür relevanten molekularen und funktionellen Mechanismen gibt es auch im Darm.«

Deshalb, so Schemann, kann man den Darm auch in gewisser Weise konditionieren. Man kann einem Stück Darm selbst in der Petrischale antrainieren, bestimmte Funktionen zu verstärken und andere abzuschwächen, man kann ihn also sensibilisieren oder desensibilisieren. Dies hat große Bedeutung für die Entstehung von Darmkrankheiten, denn viele davon gehen mit einer Sensibilisierung oder Desensibilisierung einher – der Darm ist empfindlicher oder weniger empfindlich geworden. Sensibilisierung kann zum Beispiel eine Alarmfunktion haben: Der Darm wird aktiver, um zum Beispiel schädliche Einflüsse so schnell wie möglich loszuwerden, Durchfall kann die Folge sein. Eine Desensibilisierung hingegen könnte dafür sorgen, dass der Darm trotz massiver Reizüberflutung normal arbeiten kann. »Ein lernfähiges System speichert solche Reaktionen, um bei nochmaliger Herausforderung schneller und stärker reagieren zu können«, sagt Schemann, »genau das tut der Darm.« Leider passieren ihm dabei auch Fehler, dann ist er zum Beispiel ständig nervös, etwa beim schmerzhaften Reizdarmsyndrom, oder er ist zu träge geworden, häufige Verstopfung ist die Folge.

Geballte Immunpower

Auf die Hirntätigkeit des Darms kann man mit einiger Bewunderung blicken. Aber das ist noch nicht alles. Zu dieser gigantischen neuronalen Leistung kommt die Power seines Immunsystems hinzu. »Unser Darm ist zweifelsohne das größte Immunorgan des Körpers«, sagt Carsten Watzl, »und das ist natürlich kein Zufall. Das Immunsystem ist hier besonders wichtig.« Schließlich ist der Darm mit seiner großen Oberfläche eine riesige Pforte zur Außenwelt, und die Nahrung, die täglich durch ihn hindurchwandert, birgt stets Gefahren für Infektionen. Deshalb sitzen in der Darmwand mitten im dichten Rasen freundlicher Bakterien auch Millionen Abwehrzellen des Immunsystems.

Mit den Nervenzellen findet ein ständiger Austausch statt. Mehr als 70 verschiedene Botenstoffe nutzt das Darm-Immunsystem dazu. Diese intensive Kommunikation zwischen den dort so reichlich vorhandenen Nerven- und Immunzellen ist essenziell, damit der Darm seine immunologische Herkulesaufgabe bewältigen kann. Anders als die Haut, die vornehmlich eine Barriere zur Außenwelt bildet, steht der Darm vor einer widersprüchlichen Aufgabe: Er muss gefährliche Keime abwehren und giftige Nahrungsbestandteile draußen halten, und zugleich muss er die guten Dinge aus der Nahrung aufschließen und die freundlichen Bakterien tolerieren, auf die der Körper angewiesen ist. Hier ist doppelt Habtachtstellung nötig, das Immunsystem ist mehr noch als anderswo im Körper auf die Hilfe des Nervensystems angewiesen.

In jeder Sekunde ertasten die Sensoren des Darm-Hirns deshalb, welche Bakterien sich gerade im Darminneren vermehren, welche Substanzen diese ausscheiden und was chemisch im Nahrungsbrei vor sich geht. Und jede Sekunde trifft das Darm-Hirn flexibel und autonom seine Entscheidungen – es passt den Blutfluss daran an, ob es sich gerade mit schwer verdaulichem Salat herumschlagen muss oder ein breiig zerkautes Stück Weißbrot schnell mal durchschleusen kann; es hält Nachbarorgane auf dem Laufenden, stellt klar, welche Stoffe in den Körper dürfen und welche abtransportiert werden.

Dabei helfen die vielen Mikroorganismen, die im Darm herumlungern, dem Immunsystem dabei, immer schlauer zu werden. Weil die Bakterien ständig miteinander konkurrieren müssen, halten sie sich gegenseitig fit. Für fremde Keime ist hier kaum ein Durchkommen, Fachleute sprechen von »Kolonisierungsresistenz«. Die Besiedlung mit Darmbakterien trage aber auch dazu bei, »dass das Immunsystem im Darm sehr viel diverser wird, dass viele Immunzellen überhaupt nur in den Darm wandern, und es gibt einen sehr starken Reiz zur Immunreifung«, sagt Mathias Hornef, Direktor des Instituts für Medizinische Mikrobiologie der Universitätsklinik der RWTH Aachen. Die Immunzellen hier lernen also viel und werden schlagkräftiger.

So lässt sich am Beispiel des Immunwunders Darm ablesen, wie wichtig es ist, dass das Immunsystem seinen Weg zwischen Hau-drauf und Toleranz gehen kann. Das Keim-Kuddelmuddel in diesem bedeutsamen Organ ist eine besondere Herausforderung für die Abwehrkräfte. Denn es gelingt hier kaum, zwischen »guten« und »bösen« Bakterien zu unterscheiden – obwohl es diese selbstverständlich aus Sicht des Organismus gerade im Darm gibt. »Wenn man die Bakterien von außen anguckt, sieht man keinen großen Unterschied zwischen ihnen«, sagt Mathias Hornef. »So sind viele der Strukturen auf der Außenseite der Mikroorganismen, die Immunzellen erkennen können, identisch. Sie kommen auf krank machenden Bakterien ebenso vor wie auf nützlichen Bakterien.« Nur im Einzelfall tragen gefährliche Bakterien echte Warn-Moleküle auf ihrer Oberfläche, das gilt zum Beispiel für Salmonellen.

In der Regel bekämpft das Immunsystem krank machende Keime im Darm also gar nicht, weil es sie als krank machend identifiziert. Es bekämpft sie, weil sie zur falschen Zeit am falschen Ort sind. »Das entscheidende Signal scheint darin zu bestehen, wo sich ein Keim befindet«, sagt Hornef. Schließlich ist auch ein guter Keim nur dann ein guter Keim, wenn er nicht allzu aufdringlich wird und sich brav im Darm aufhält. Versucht er aber, sich in den Darm hineinzubohren und gar auf die andere Seite der Schleimhaut, in den Körper hinein, zu gelangen, dann ist er aus Sicht des Immunsystems kein guter Keim mehr. Im Körperinnern kann er Krankheiten verursachen.

Entzündungen im Darm gelten deshalb heute nicht mehr per se als Krankheit. Denn Ziel des Darms ist es nicht, die Darmwand total gegen Fremdkörper abzuschotten. Schwere chronische Entzündungen sind immer hochgradig gefährlich, sie zerstören Gewebe, im schlimmsten Fall geht ein ganzes Organ zugrunde. Aber kleine entzündliche Prozesse, die der Darmbesitzer in der Regel gar nicht bemerkt, gelten als Trainingscamp für das Immunsystem des Darms. Versuche mit Labormäusen haben belegt, dass ein permanentes niedriges Entzündungslevel vor der ganz großen Darmentzündung schützt.

Wissenschaftler wie Dirk Haller von der TU München, der die Wirkung von Darmbakterien auf das Immunsystem erforscht, bezeichnet die leichten Entzündungsreaktionen im Darm als Grundlage des nötigen Gleichgewichts zwischen ruhig und alarmiert. Der Darm übt sich die ganze Zeit – stets halb abwehrbereit, halb tolerant, halb dicht, halb durchlässig.

»Man muss sich vorstellen, dass der Darm ein Leben lang als Ausdruck der Abwehr potenziell schädlicher Stoffe immer leicht entzündet ist«, sagt Michael Schemann. »Das heißt, er ist immer in Habtachtstellung, immer unter Stress und immer bereit, auf Alarmsignale zu reagieren.« Aber natürlich kann das Entzündungslevel im Darm zu hoch werden. Das ist auch bei vielen Covid-19- und Long-Covid-Patienten der Fall, die mit Magen-Darm-Problemen zu kämpfen haben. Dann leidet in der Regel auch die Zusammensetzung der Darmflora – mit schwerwiegenden Folgen für den ganzen Körper bis hin zu den schon erwähnten möglichen Auswirkungen auf die psychische Gesundheit.

Die Krankheiten des Darm-Hirns

Die Unausgeglichenheit des Mikrobioms (im Fachjargon Dysbiose genannt) kann somit zur Entwicklung ganz verschiedener Erkrankungen beitragen. Zu bekannten Darmkrankheiten wie Colitis ulcerosa ebenso wie zum Reizdarmsyndrom, bei dem durch eine fehlgeleitete Immunreaktion Antikörper gegen die Nervenzellen des Darms gebildet werden, wie Arbeiten von Michael Schemann gezeigt haben. Inzwischen wird eine Rolle des Darms und der Darmflora aber auch bei Autoimmunerkrankungen diskutiert, die außerhalb des Darms stattfinden, wie Multiple Sklerose, Lupus und Rheuma.

»Das Nervensystem im Darm kommuniziert ständig mit Immunzellen, die sich in unmittelbarer Nähe befinden«, sagt Schemann. Da kann es zu fatalen Störungen kommen. Gerade weil Immun- und Nervenzellen im Darm so dicht beieinander sind, sind bei Überreaktionen des so aktiven Immunsystems immer auch gleich die Nerven involviert. »Es kommt zu Schmerzen, zu verstärkter Sekretion, zu Durchfall, zu all diesen unangenehmen Dingen«, so der Neurogastroenterologe. Die Autoimmunreaktionen können zur Entzündung des Darm-Hirns mit sehr schwerwiegenden Symptomen führen, die quasi »Reizdarmsymptome hoch zehn sind«, wie Schemann sagt. Im Extremfall arbeiten die Darm-Immunzellen so stark gegen das Darm-Hirn, dass sie es sogar zerstören.

In den vergangenen Jahren habe sich immer mehr gezeigt, wie viele Krankheiten zudem auf eine gestörte Beziehung zwischen Darm-Hirn und Kopf-Hirn zurückgehen, sagt Michael Schemann. Auch klassische zentralnervöse Erkrankungen haben diesen Arbeiten zufolge ihren Ursprung im Darm. Sehr gut belegt sei das bei Parkinson. »Man geht heute davon aus, dass bei etwa 30 Prozent der Patientinnen und Patienten, die an Parkinson-Symptomen leiden, die Krankheit im Darm begonnen hat«, sagt Schemann. »Erste Hinweise darauf waren, dass einige der Parkinson-Patienten, bevor sie überhaupt diese zentralnervösen Auffälligkeiten zeigten, an massiver Verstopfung litten.« Das zentrale Kennzeichen von Parkinson ist das Fehlen des Nervenbotenstoffs Dopamin; im Gehirn der Patientinnen und Patienten gehen die Zellen zugrunde, die diesen Stoff herstellen. »Dopamin gibt es aber genauso im Darm-Hirn«, so Schemann, »wie jeden anderen Nervenbotenstoff.«

Nach der Einschätzung des Darmexperten könnte sogar Alzheimer einen Ursprung im Darm haben. Das sei jedoch anders als bei Parkinson noch nicht gut belegt, sagt Schemann. Sicher ist nur: Wenn Menschen älter werden, verlieren sie auch Nervenzellen im Darm. Auch das Darm-Hirn baut mit den Lebensjahren ab.

Viele Krankheiten entstehen zudem, weil die Barriere zerstört wird, die der Darm zur Außenwelt so mühsam unter Kontrolle hält. »Manche Veränderungen im Mikrobiom können dazu führen, dass diese Barriere angegriffen wird«, sagt Martina Müller-Schilling, Darmexpertin und Direktorin der Klinik für Gastroenterologie am Universitätsklinikum Regensburg. Es fehlt dadurch an Proteinen auf den Darmzellen, die diese miteinander verkleben und den Durchtritt zwischen ihnen erschweren. Dann können Bakterien den Darm verlassen und ins übrige Körpergewebe hinübertreten. Im Magen-Darm-Trakt und womöglich auch im ganzen Körper können sie auf diese Weise Entzündungsreaktionen hervorrufen. Müller-Schillings Team konnte das zum Beispiel bei Patienten mit Leberzirrhose zeigen.

Diese veränderte Durchlässigkeit des Darms, »leaky gut« genannt, zeige sich auch bei Diabetes, beim Reizdarm, bei manchen Allergien, bei Covid-19 und bei manchen Patienten mit Long Covid. Sie scheint hier eine direkte Folge einer veränderten Darmflora zu sein. Als Folge des Angriffs durch Coronaviren oder Antikörper können sich mitunter auch Bakterien vermehren, die die Fähigkeit haben, die Schleimschicht des Darms zu attackieren oder sie zu überwinden. Wie häufig ein solcher löchriger Darm zum Problem werde, sei aber noch Gegenstand der Forschung, betont die Darmexpertin. Immer häufiger diagnostizierten Ärzte bei ihren Patientinnen und Patientinnen derweil ein »Leaky-Gut-Syndrom«, oft stecke dahinter nicht mehr als eine Modediagnose. Grundsätzlich sei eine gewisse Durchlässigkeit, eine Löchrigkeit, wenn man so will, etwas Gutes für den Darm.

Was der Darm für seine Gesundheit braucht

Umso wichtiger ist es, den Darm zu schützen, wenn man gesund altern will. Dazu trägt selbstverständlich gesunde Nahrung bei, schließlich kommt diese nach einer kurzen Passage durch Mund, Speiseröhre und Magen gleich im Darm an. Besonders wichtig für den Darm sind Ballaststoffe, wie sie vor allem in vollem Korn zu finden sind, aber auch in Obst, Gemüse und Hülsenfrüchten. Diese Stoffe können von Menschen nicht verdaut werden, daher kommt ihr Name, der sie als »Ballast« kennzeichnet, aber für den Darm sind sie ungeheuer wichtig: Sie ziehen Wasser an, sorgen so für Volumen und erleichtern dem Darm dadurch die Arbeit.

Wenn die Menschen mehr auf die Aufnahme von Ballaststoffen achten würden, wäre schon viel für die Darmgesundheit gewonnen, sagt Martina Müller-Schilling. Denn die meisten Menschen nehmen viel zu wenig von den unverdaulichen Pflanzenfasern zu sich. Noch vor 100 Jahren lag der tägliche Verzehr an Ballaststoffen bei circa 80 Gramm pro Tag, dann wurde weißes Mehl als Fortschritt gefeiert. Heute werden in Deutschland durchschnittlich nur noch etwa 22 Gramm Ballaststoffe verzehrt, wobei die Deutschen international noch gut abschneiden, weil es hierzulande bei vielen Müsli zum Frühstück gibt und auch deutlich mehr Vollkornbrot gegessen wird als in anderen Industrieländern. Die Weltgesundheitsorganisation aber empfiehlt 30 Gramm pro Tag, besser sogar 40 Gramm.

Ballaststoffe schützen sogar vor Darmkrebs, sagt Martina

Müller-Schilling. »Denn sie führen dazu, dass unser Nahrungsbrei rascher den Darm passiert. Dadurch können potenziell schädliche Substanzen gar nicht lange genug auf die Darmschleimhaut einwirken, deshalb ist sie geschützt.«

Die Ballaststoffe wirken sich aber auch direkt auf das Immunsystem im Darm aus: »Sie sorgen für eine gute Darmflora, und sie fördern die Produktion von Substanzen, die ein gesundes Immunsystem unterstützen und nicht zuletzt auch an der komplexen Kommunikation zwischen Darm und Gehirn beteiligt sind«, so Müller-Schilling. Am Universitätsklinikum Erlangen erforscht der Biologe Mario Zaiss deshalb, ob Ballaststoffe Patienten mit Autoimmunerkrankungen helfen können. »Wir haben in unseren Vorversuchen festgestellt, dass eine ballaststoffreiche Ernährung Autoimmunerkrankungen lindert, weil sie das überschießende Immunsystem reguliert und somit Entzündungen reduziert.« Eines muss man aber beachten: Wer Ballaststoffe zu sich nimmt, muss auch viel trinken. Weil die Ballaststoffe so viel Flüssigkeit binden, hat man sonst den umgekehrten Effekt, dann kann es erst recht zur Verstopfung kommen.

Wie man seinem Darm helfen kann

Belegt ist auch, dass Fleisch dem Darm nicht guttut. Das gilt vor allem für verarbeitete Fleischprodukte – also durch Räuchern oder Pökeln haltbar gemachtes Fleisch oder Wurstwaren, wie etwa Schinken oder viele Salamisorten. »Schon der Verzehr von täglich 50 Gramm verarbeitetem Fleisch erhöht das Darmkrebsrisiko um 18 Prozent,«, sagt Martina Müller-Schilling. Sie rät auch, sich mit Alkohol zurückzuhalten, wenn man seinen Darm schonen will. Denn alkoholische Getränke aller Art schaden dem empfindlichen Verdauungsorgan besonders. So gerne viele Menschen etwas anderes hören: Es gibt keine gute Menge an Alkohol. »Dem berühmten Glas Rotwein am Abend werden zwar immer wieder positive Gesundheitseffekte zugeschrieben«, sagt Müller-Schilling. Doch das ist falsch. Es ist leider Tatsache: Verzicht hilft dem Darm und allen anderen Organen im Körper am besten. Und das gilt in ähnlicher Weise auch für stark zucker- und fetthaltige Speisen. Denn sie können den Bakterien-Zoo im Darm aus dem Gleichgewicht bringen.

Aber immerhin: Wer sich darmgesund ernähren will, muss sich auch nicht völlig kasteien. Extreme Diäten wie eine ketogene Diät mit einem hohen Fett- und geringen Kohlenhydratanteil sind nicht notwendig. Dafür gebe es keinen wissenschaftlichen Beleg, stellt Müller-Schilling klar. Und auch auf »Probiotika« – also Joghurtprodukte mit bestimmten Bakterienzusätzen – kann man getrost verzichten, wenn man keine besonderen Darmkrankheiten hat. Zuletzt hat die Europäische Behörde für Lebensmittelsicherheit (EFSA) die Drinks und Joghurts unter die Lupe genommen – mit vernichtendem Urteil: Alle Aussagen zu Probiotika ließen sich nicht halten. Die Folge: Die Hersteller dürfen nicht mehr mit Gesundheitsslogans für ihre Produkte werben. Ein gesunder Darm muss also nicht teuer sein.

Dass gute Bakterien einen günstigen Einfluss auf die Darmflora haben, ist aber unbestritten. Deshalb werden Probiotika auch bei manchen Gesundheitsproblemen eingesetzt. Beim Reizdarmsyndrom verabreichen Ärzte Probiotika mit eigens für ihre Patientinnen und Patienten ausgesuchten Bakterienstämmen, auch nach einer Antibiotikabehandlung können Probiotika mitunter helfen.

Ansonsten empfehlen Experten, »lebendige Nahrungsmittel« zu essen – also solche, die von Natur aus möglichst viele lebende Bakterien enthalten und somit natürliche Probiotika sind. Dazu zählen die fermentierten, also durch kontrollierte Gärung hergestellten Lebensmittel. Eingelegtes Gemüse wie Sauerkraut oder Kimchi zum Beispiel, milchsauer vergorene Bohnen, Kombucha, Kefir und Joghurt. Es ist zwar eher zweifelhaft, dass die Bakterien lebend im Darm ankommen, denn sie müssen ja vorher den Weg durch die extrem saure Magensäure überstehen. Aber es gibt Hinweise, dass sich schon die zersetzten Bestandteile von Bakterien positiv auswirken können.

Ergänzen können Präbiotika diesen Effekt, die nicht mit Probiotika zu verwechseln sind. Bei ihnen handelt es sich um eine besondere Form von Ballaststoffen, die unverdaut in den Dickdarm gelangen und dort von Darmbakterien abgebaut werden. Inulin und Oligofruktose gehören dazu. Auch sie sollte man aber nicht als Nahrungszusätze verzehren. Besser ist es, Lebensmittel zu verspeisen, die von Natur aus Präbiotika enthalten – Chicorée zum Beispiel, Schwarzwurzeln, Topinambur oder Zwiebeln.

Wenn der Darm träge ist, sollte man auch über seine Bewegung nachdenken. In einem trägen Körper wird der Darm jedenfalls noch träger. Deshalb wirken Spaziergänge gegen Verstopfung ebenso wie ausreichendes Trinken Wunder. Und man kann den Darm auch durch Massieren in Schwung bringen.

Für eine effektive Darmmassage massiert man den Unterbauch mit leichten, kreisenden Bewegungen an fünf Druckpunkten. Man beginnt etwa eine Handbreit unter dem Bauchnabel und drückt im Uhrzeigersinn immer mit der Ausatmung sanft kreisend auf den Bauch. Das ist die Stelle, die dem Darmausgang am nächsten liegt. Die übrigen vier Punkte liegen in einem Viereck um den Bauchnabel herum und sollten einzeln im Uhrzeigersinn massiert werden. Und zum Schluss: Sanft beim Ausatmen über den Unterbauch streichen. Insgesamt sollte man sich für die Darmmassage mindestens 15 Minuten Zeit nehmen. Die braucht man – schließlich hat man es mit sieben Metern zu tun.

7 Ein neuer Blick auf Depressionen

Psychiater erleben viel. Sie treffen in ihrem Arbeitsalltag auf die ungewöhnlichsten Menschen. Jeder ein Individuum, jeder umso überraschender, je mehr man sich mit ihm beschäftigt. Manche Patienten aber bleiben auch noch so erfahrenen Psychiatern für immer im Gedächtnis.

Für Tom Bschor war es ein Sozialarbeiter, bei dem er im Sommer 2017 eine schwere Depression diagnostizierte. Bschor, ein erfahrener Depressionsspezialist und damals Chefarzt der Abteilung für Psychiatrie der Berliner Schlosspark-Klinik, behandelte den Mann nach allen Regeln der Kunst. Er verschrieb dem Endfünfziger Antidepressiva und versuchte es auch mit anderen Behandlungen, die in den ärztlichen Leitlinien gegen schwere Depressionen standen, die Bschor selbst mitverfasst hatte. Eine Verhaltenstherapie gehörte dazu, Schlafentzug und auch die Elektrokrampftherapie. Doch nichts davon half dem Patienten wirklich, manchmal linderten die Behandlungen seine Symptome für kurze Zeit, aber dann kamen sie wieder zurück – und wurden schlimmer.

Monatelang blieb der Patient auf der Station in der Schlosspark-Klinik. Länger als so manche junge Ärztin und so mancher Pfleger, er blieb so krank, dass man ihn nicht entlassen konnte, zu groß war die Suizidgefahr, und ein Ende war nicht abzusehen – bis der Mann eines Tages einen Hautausschlag bekam. Tom Bschor verschrieb ihm ein Antibiotikum. Es sollte die Bakterien bekämpfen, die der Haut so zusetzten, und das tat es auch: Schnell ging der Ausschlag weg. Aber nicht nur der. Plötzlich waren auch die hartnäckigen Depressionen verschwunden, denen bis dahin mit keiner Therapie beizukommen gewesen war. »Nach fünf Tagen Antibiotikatherapie waren die Symptome wie weggeblasen«, erinnert sich Bschor. »Diese Geschichte war eine der eindrucksvollsten, die mir je untergekommen sind.«

Zufall? Eine Wunderheilung? Weder noch. Vielmehr zeigte sich hier wieder einmal die faszinierende Kraft der Psychoneuroimmunologie. Offensichtlich hatte das Abstellen eines akuten Infekts und damit die Beruhigung des Immunsystems dafür gesorgt, dass neben den Bakterien im Körper und den damit verbundenen Entzündungsreaktionen auch die schwere psychische Krankheit verging, die den Patienten über Monate so in ihrem Klammergriff hatte, dass nicht nur er verzweifelte, sondern auch seine Ärztinnen und Ärzte. Aber wie konnte das sein? Weshalb wird eine Depression gebremst, wenn eine Infektion gebremst wird? So ungeheuerlich die Antwort klingt, so sehr liegt sie auf der Hand: weil die Depression durch eine Infektion getrieben wurde. Weil eine Entzündungsreaktion, die sich irgendwo im Körper des Patienten abspielte, über die Stressachse erst zu Stress und dann zur Depression geführt hat. Als die Entzündung dank des Antibiotikums endlich abgeklungen war, hörten die Immunzellen nicht nur auf, die Entzündung zu bekämpfen, sie hörten auch damit auf, im Gehirn des Patienten Schwermut und Antriebslosigkeit zu erzeugen.

In den vergangenen Jahren hat sich mehr und mehr gezeigt, dass Tom Bschors Patient kein Einzelfall ist. »Bei 10 bis 20 Prozent der Menschen mit Depressionen und Psychosen finden sich Hinweise auf immunologische Prozesse«, sagt Ludger Tebartz van Elst, stellvertretender Direktor der Klinik für Psychiatrie und Psychotherapie am Universitätsklinikum Freiburg. Auch Tebartz van Elst erinnert sich an eine Patientin, die für ihn ein Schlüsselfall war: Die 50-Jährige litt bereits seit zwei Jahren an einer schweren Depression, als das Freiburger Team sie zu behandeln begann. »Die Frau konnte nicht mehr zur Arbeit gehen, die klassischen Psychotherapien und Antidepressiva wirkten bei ihr nicht«, erinnert sich der Psychiater. Dafür fand sein Team im Blut der Frau Antikörper, die sich gegen ihre eigene Schilddrüse richteten. Tebartz van Elst wusste damals schon, dass Kollegen die Theorie erforschten, Entzündungen im Körper könnten zu Depressionen führen. Er hatte bislang der Frau nicht helfen können, sie brauchte aber dringend Hilfe, da lag es für Tebartz van Elst auf der Hand: Er versuchte es. Eine Woche lang gab er seiner Patientin hoch dosiertes Cortison, einen mächtigen Entzündungshemmer. Tatsächlich besserte sich schon nach wenigen Tagen die schwere Depression der Frau, bald konnte sie wieder in ihren Beruf zurückkehren.

Gemeinsam mit seinem Team hat Tebartz van Elst daraufhin im Körper seiner Patienten nach Hinweisen auf Entzündungen gesucht und ist tatsächlich recht häufig fündig geworden. Immunologische Prozesse seien aber keine universelle Erklärung für das Auftreten von Depressionen, betont er ebenso wie Tom Bschor, sie seien keineswegs bei allen Patienten die Ursache der Depressionen. Dennoch: Bei manchen Patientinnen und Patienten seien sie für das Krankheitsgeschehen entscheidend – und das macht Hoffnung auf neue Therapieansätze. In jenen Fällen, in denen Entzündungen die Depression auslösen oder befördern, können Entzündungshemmer oder gar Antibiotika künftig als Medikamente gegen psychische Erkrankungen eingesetzt werden.

Entzündete Seelen

So überraschend es zunächst klingen mag, dass Entzündungsreaktionen eine so ernste und belastende psychische Krankheit wie eine schwere Depression auslösen können: Mit den Erkenntnissen der Psychoneuroimmunologie ist es fast schon logisch, dass das passieren kann. Denn im Grunde unterscheidet sich das Verhalten von Menschen, die eine Depression durchleiden, gar nicht so sehr von jenem, das Menschen bei einem stärkeren Infekt an den Tag legen: »Eine Depression ist sehr gut vergleichbar mit dem Krankheitsverhalten, dem Sickness Behaviour«, sagt Thomas Pollmächer, Direktor des Zentrums für psychische Gesundheit am Klinikum Ingolstadt: Man ist ruhebedürftig, fühlt sich nicht belastbar, ist antriebsarm und zieht sich folgerichtig ins Bett zurück.

Dass sich Patienten mit einer Grippe und solche mit einer Depression nicht nur in ihrem Verhalten ähneln, sondern auch in ihrer Biochemie und in ihren Blutwerten, erkannte der niederländische Psychiater Michael Maes erstmals Anfang der 1990er-Jahre. Damals entdeckte er im Blut von Patienten, die an einer schweren Depression litten, erhöhte Spiegel von Zytokinen. Er glaubte, dass das kein Zufall war, sondern dass zwischen beiden ein Zusammenhang bestehen müsse. Dass ihre hohen Spiegel entweder die Folge der psychischen Krankheit waren oder ... Maes wagte das anfänglich kaum zu denken ... womöglich gar ihre Ursache?

Bald hatten Wissenschaftler einen ganzen Strauß von Substanzen beisammen, die im Blut von Patienten mit Depressionen in auffällig großen Mengen zu finden waren. Interleukin-6 gehörte dazu, Interleukin-1 beta, Interferon-gamma und Tumornekrosefaktor-alpha – alles Stoffe, die Teil des essenziellen Kommunikationsrepertoires von Immunzellen sind. Und die Moleküle waren nicht allein. Auch die zugehörigen Immunzellen, die diese Botenstoffe produzieren oder von ihnen angeregt werden, schwirrten in großer Zahl im Blut und Gewebe der Patienten umher – von weißen Blutkörperchen bis zu Fresszellen.

Die Frage nach Ursache und Wirkung war damit aber keineswegs beantwortet. Wie hing all das zusammen? Das interessierte auch Thomas Pollmächer, als er vor 20 Jahren am Max-Planck-Institut für Psychiatrie in München an seiner Habilitation arbeitete. Er überlegte sich, mit welchen Experimenten man am besten eine Antwort darauf finden könnte. Sein Ausgangspunkt: Wenn die Entzündungen so wirkmächtig sein sollten, dann könnte er womöglich depressives Verhalten gezielt auslösen, indem er in einem Organismus die Zytokinspiegel künstlich erhöhte. Würde dies glücken, wäre es jedenfalls ein durchschlagender Beweis.

Tatsächlich gelang genau das bei Mäusen: Wissenschaftler stimulierten das Immunsystem der Tiere, indem sie ihnen geringe Mengen von Bakterienproteinen (sogenannten Endotoxinen) spritzten, die eine Reaktion der Körperabwehr in Gang setzten. Sobald die Abwehrzellen der Mäuse das Bakterienprotein ausfindig gemacht hatten, produzierten sie Zytokine, diese lösten einen CRP-Schub aus, und schließlich kam es zur Freisetzung des berüchtigten Stresshormons Cortisol. Und in der Tat: Die Mäuse wurden am Ende depressiv. So depressiv, wie Mäuse nur sein können: Sie zogen sich in die Ecken und Verstecke ihrer Käfige zurück, wirkten ängstlich, zeigten kein Interesse an anderen Tieren oder gar an Paarung und mochten nicht einmal mehr fressen. Dabei hatten sie gewiss keine Infektion! »Ihnen waren ja keine echten Bakterien gespritzt worden, sondern nur Proteine – und davon auch nur sehr wenig«, sagt Pollmächer.

Dazu passte, was japanische Wissenschaftler in der Zwischenzeit herausgefunden hatten, nämlich dass Mäuse nicht nur bei Vorhandensein von (vermeintlichen) Krankheitserregern Krankheitsverhalten an den Tag legten, sondern auch bei Stress. Die gestressten Nager produzierten ein Übermaß an Interleukin-6, und wenn es daraufhin in ihrem Laborkäfigleben eher ungemütlich wurde – zum Beispiel, weil fremde Tiere hinzukamen oder irgendjemand Lärm machte –, dann verkrochen sie sich. Dass dieses Rückzugsverhalten am Interleukin-6 lag, belegten die Forschenden mit Hilfe von zielgerichteten Antikörpern: Wenn die Mäuse solche Antikörper bekamen, die das freigesetzte Interleukin-6 abfingen und damit unwirksam machten, dann war trotz ansonsten identischer Bedingungen von Rückzug keine Spur. Auf einen Schlag wurde die Stimmung der Mäuse besser.

Und noch etwas Beeindruckendes zeigte sich: An der Icahn School of Medicine at Mount Sinai in New York experimentierten Forschende um den Neurowissenschaftler Scott J. Russo mit unterschiedlichen Mäusestämmen: Es gibt nämlich Mäuse, die relativ viel Interleukin-6 produzieren, wenn sie gestresst sind, und andere, deren Interleukin-6-Spiegel nur überschaubar steigen. Dieser Unterschied wirkte sich der Studie zufolge extrem auf das Verhalten der Mäuse aus. Mäuse mit geringer Interleukin-6-Produktion ließen sich nicht so leicht aus dem Konzept bringen, wenn sie sozialem Stress ausgesetzt waren. In den Experimenten wurden ihnen regelmäßig kräftige und aggressive Artgenossen in den Käfig gesetzt, die sie unterdrückten. Oder sie wurden nur Zeugen eines solchen Treffens von friedlichen und kampflustigen Mäusen im Nachbarkäfig. Gleich, welche Situation eintrat: Die Mäuse mit geringer Interleukin-6-Produktion ließen sich kaum beeindrucken, sie blieben ganz sie selbst. Ganz anders verhielten sich hingegen jene Tiere, die als Antwort auf Stress viel Interleukin-6 produzierten. Sie zogen sich zurück und vermieden fortan sozialen Kontakt, kurz: Sie entwickelten depressive Symptome. Doch damit nicht genug. Als die Forscher den sensiblen Mäusen Immunzellen aus dem Knochenmark jener Mäuse spritzten, die nur wenig Interleukin-6 produzierten, wurden sie resilient, also widerstandsfähig gegen den Stress.

All diese Experimente waren starke Indizien dafür, dass die Zytokine ursächlich für das Entstehen der depressiven Stimmung waren. Ermutigt durch all das wagte sich Thomas Pollmächer an Versuche mit menschlichen Probanden heran. Es war wie bei den Mäusen: Es reichten frappierend kleine Mengen an Bakterienproteinen, um das Verhalten der jungen Leute zu beeinflussen, die sich diesem Experiment freiwillig unterzogen. Ein paar Proteine genügten, um ihren Schlaf zu stören, ihnen den Appetit auf noch so leckere Speisen zu nehmen, sie traurig und antriebslos zu machen. »Im Verlauf von wenigen Stunden entwickelten die Probanden Symptome, die in Richtung einer Depression gingen«, erzählt Pollmächer.

Anhand von Fragebögen zeigte sich: Diesen jungen Menschen ging es wirklich nicht mehr gut – aber nicht, weil sie sich ernsthaft krank fühlten, weil sie vielleicht spürten, dass sich in ihrem Körper Entzündungsreaktionen abspielten. »Die Probanden hatten weder Fieber noch Schüttelfrost. Wir hatten ihnen so wenig wie möglich von den Bakterienproteinen gespritzt, also gerade so viel, dass es zu einer immunologischen Reaktion kam«, so Pollmächer. Tatsächlich merkten die Probanden körperlich gar nichts von dieser Pseudo-Infektion. Wenn sie gefragt wurden, konnten sie nicht sagen, ob sie wirklich die Bakterien bekommen hatten oder ein Placebo. Bei denen, die die Bakterienproteine erhalten hatten, erhöhte sich die Körpertemperatur gerade mal um ein halbes Grad. Und doch war der Einfluss der Immunreaktion auf ihr Fühlen, Denken und Verhalten massiv. Wie stark die Reaktion bei jedem Einzelnen war, hing auch vom Ausmaß der Immunantwort ab – einen viel besseren Nachweis für den untersuchten Zusammenhang konnte es kaum geben.

Weitere Daten erhärteten die Antwort auf die Frage nach der Henne und dem Ei: In einer Studie aus Marburg zeigte sich, dass die CRP-Spiegel bei schwer depressiven Patienten in einer akut depressiven Phase anstiegen. Sobald die Depressionen besser wurden, weil die Patienten Antidepressiva bekamen, fielen die CRP-Spiegel wieder ab. Auch ergab sich ein klarer Zusammenhang zwischen der Höhe des ausgeschütteten CRP und der Schwere der Depression.

Die Wirkung der Entzündungshormone erwies sich als so stark, dass Wissenschaftler sogar vorhersagen konnten, bei welchen ihrer Patienten es in den folgenden Jahren wahrscheinlich zu einer Depression kommen würde. In einer Langzeitstudie aus Großbritannien mit mehr als 3000 Probandinnen und Probanden, der berühmten Whitehall-II-Studie, entwickelten jedenfalls die Teilnehmenden, die schon zu Beginn der Studie besonders hohe CRP- und Interleukin-6-Spiegel aufwiesen, in den nächsten zwölf Jahren mit erheblich höherer Wahrscheinlichkeit depressive Symptome als jene, bei denen nur wenige Entzündungsmoleküle durchs Blut kurvten. Ähnliches zeigte sich im Rahmen der »English Longitudinal Study of Ageing«, einer Studie, die seit mehr als 20 Jahren regelmäßig Gesundheitsdaten der über 50-jährigen Bevölkerung erhebt. Auch hier war das Vorliegen hoher CRP-Werte ein starker Hinweis darauf, ob ein Teilnehmer oder eine Teilnehmerin depressive Symptome entwickeln würde – umgekehrt galt das hingegen nicht. Das Vorliegen von depressiven Symptomen führte also nicht zur Steigerung von Entzündungsmolekülen in den kommenden Jahren.

Für Thomas Pollmächer steht angesichts all dessen fest: »Kann das Immunsystem das Verhalten und das Befinden beeinflussen? Diese Frage ist beim Menschen eindeutig positiv beantwortet.«

Wenn Autoimmunerkrankungen depressiv machen

Der Neurowissenschaftler Jonathan Kipnis von der Washington University School of Medicine in St. Louis nannte den körperlichen Rückzug von Menschen mit einem Infekt einmal eine Art »siebten Sinn des Menschen«. Inzwischen weiß man: Dieses Verhalten ist keineswegs übersinnlich. Es ist schlicht eine immunologische Reaktion auf die Entzündungen, die gerade im Körper stattfinden. Auch wenn die biochemischen Mechanismen, wenn das Zusammenspiel von Interleukinen,

CRP, Cortisol, Natürlichen Killerzellen und all den anderen Mitspielern im Team Immunsystem erst in den vergangenen Jahren durchschaut wurde und immer noch nicht bis ins letzte Detail erforscht ist, ist ein Zusammenhang zwischen diesen Reaktionen und psychischen Erkrankungen mittlerweile klar belegt. Wenn man ehrlich ist, hätte man darauf schon längst kommen können. Denn schon vor Jahrhunderten bemerkten Mediziner, dass nach schweren Fieberschüben manche »Melancholie« oder »Tobsucht« verschwunden war.

So lässt sich auch endlich erklären, weshalb Menschen mit krankheitsbedingten chronischen Entzündungen – also etwa Autoimmunerkrankungen wie Rheuma, Multiple Sklerose, Typ-1-Diabetes oder die Schilddrüsenkrankheit Hashimoto – häufiger als andere mit Depressionen und Angsterkrankungen zu kämpfen haben. Bei Patienten mit Multipler Sklerose ist das Risiko für eine Depression zum Beispiel dreimal so hoch wie in der Allgemeinbevölkerung. Früher dachten Ärzte noch, das liege einfach daran, dass solche schweren, oftmals mit Schmerzen oder Behinderungen verbundenen Erkrankungen die Lebensfreude trüben. Doch auch hier zeigte sich, dass es biologische Zusammenhänge gibt.

Offenbar verursacht das hyperaktive Immunsystem dieser Patienten, das den eigenen Körper angreift und dadurch zu Dauerentzündungen im Körper führt, die depressiven Symptome mit. »In diesen Teufelskreis aus Immunreaktion und Depression kann man eingreifen: Bekamen Patienten mit Rheuma oder Psoriasis im Rahmen von Studien antientzündliche Medikamente, wurden sie weniger depressiv«, sagt Thomas Pollmächer. »Auch zeigte sich, dass es nicht reicht, Patienten, die sowohl eine Depression als auch eine Autoimmunerkrankung haben, nur mit Psychotherapie und Antidepressiva zu behandeln. Dann wird es einfach nicht besser.« Wenn man die entzündlichen Prozesse im Körper nicht stoppt, bleibt die Depression.

Entzündungen und psychische Erkrankungen beeinflussen aber nicht nur das Zusammenspiel mit Krankheiten des Immunsystems. Auch jene Krankheiten, die früher als rein körperliche Erkrankungen galten, werden durch Entzündungen und psychische Symptome verschlimmert. Wenn Überlebende eines Herzinfarkts zu ihrer Herzkrankheit auch noch depressive Symptome entwickeln, dann steigt die Wahrscheinlichkeit, dass sie innerhalb der nächsten Monate einen weiteren Herzinfarkt bekommen, massiv an. Auch wächst nachgewiesenermaßen das Risiko sowohl für Depressionen wie für eine Herzkrankheit, wenn Menschen sich zu oft kritisiert und zu wenig wertgeschätzt fühlen. Wie bei den Mäusen, die sich mit feindseligen Artgenossen auseinandersetzen müssen, erhöht der soziale Stress die Entzündungsspiegel und damit das Krankheitsrisiko.

Wie sich das Immunsystem am Gehirn zu schaffen macht

Hinweise auf den genauen Mechanismus, der hinter all dem zu stecken scheint, hat Manfred Schedlowski aufgespürt: Gemeinsam mit seinem Team fand der Medizinpsychologe vom Universitätsklinikum Essen heraus, dass sich das Immunsystem tatsächlich direkt am Gehirn und an den Nerven zu schaffen macht. Als Reaktion auf solche Bakterienbestandteile, wie sie auch Thomas Pollmächer in seinen Versuchen verwendet hatte, produziert das Immunsystem, wie wir schon wissen, große Mengen des Zytokins Interleukin-6. Diese gelangen nicht nur ins Blut und Gewebe, wo Immunzellen üblicherweise herumschwirren. Das Interleukin-6 flutet quasi das Nervenwasser. Beim Nervenwasser handelt es sich um eine Körperflüssigkeit, die zwischen Gehirn und Rückenmark zirkuliert. Gehirn und Nerven werden bei einer Abwehrreaktion somit sozusagen von Zytokinen umspült.

Eine Theorie ist, dass die entzündungsfördernden Stoffe – nachdem sie die Blut-Hirn-Schranke überwunden haben und bis ins Gehirn vorgedrungen sind – dafür sorgen, dass sich Produktion und Freisetzung des wichtigen Hirnbotenstoffs Serotonin verändern, der bei Depressionen eine Rolle spielt. Viele moderne Antidepressiva nehmen Einfluss auf den Serotoninstoffwechsel, um Depressionen zu bekämpfen. Eine weitere Erklärung ist, dass die Zytokine direkt an den Vagusnerv andocken. Dieser mächtige Nerv entspringt dem Hirnstamm und verläuft von dort über Hals und Brust bis zum Bauchraum. Das Gehirn kann über diesen Nerv die inneren Organe beruhigen – oder auch nervös machen. Umgekehrt gelangen aus dem Körper Signale zum Gehirn und können unser Denken und Befinden negativ beeinflussen. Bekannt ist bereits, dass bei depressiven Patienten – vor allem dann, wenn sie unter wiederkehrenden Episoden leiden – die Stressachse hyperaktiv ist.

Jedenfalls sind im Zuge der Entzündungsreaktion Schedlowskis Daten zufolge jene Areale im Gehirn stärker aktiv, die für die Entstehung von Emotionen wichtig sind. Und auch hier zeigt sich ein Zusammenhang zwischen Menge und Krankheitsschwere: Je mehr Interleukin-6 die Wissenschaftler in diesem Körpersaft entdeckten, desto depressiver waren ihre Probanden. Dasselbe Interleukin findet man im Übrigen in besonders hohen Werten im Nervenwasser von Menschen, die sich das Leben genommen haben.

Dass die Prozesse tatsächlich bis tief ins Gehirn hineinwirken, konnten kanadische Forscher um Jeffrey Meyer vom Center for Addiction and Mental Health in Toronto vor ein paar Jahren mit Hilfe eines Verfahrens zeigen, mit dem man dem Gehirn beim Arbeiten zusehen kann. Im Positronen-Emissions-Tomografen (PET) verglichen sie die Gehirne von Menschen, die sich gerade in einer schweren depressiven Episode befanden, mit solchen von Gesunden. Dabei zeigte sich, dass die Immunzellen des Gehirns, die Mikroglia, bei den Kranken erheblich aktiver waren. »Unsere Ergebnisse liefern den bisher überzeugendsten Beweis für eine Entzündung im Gehirn während einer schweren Depression«, sagt Meyer.

In den vergangenen Jahren ließen sich ganz ähnliche Zusammenhänge mit Entzündungsreaktionen bei weiteren psychiatrischen Erkrankungen nachweisen. Auch bei der Schizophrenie, bei Angsterkrankungen und bei bipolaren Störungen können Entzündungen demnach dazu beitragen, dass sich der Zustand der Patientinnen und Patienten verschlechtert. »Es zeigte sich auch, dass Kinder allein dadurch, dass ihre Mütter während der Schwangerschaft eine schwere Infektion erlitten hatten, ein erhöhtes Risiko für die Entwicklung einer Schizophrenie haben«, sagt der Psychiater Pollmächer.

Aus Sicht von Thomas Pollmächer wird gerade in der Psychiatrie viel zu wenig mit Blick auf die Zusammenhänge aus der Psychoneuroimmunologie geforscht. »Die gesamte psychiatrische Forschung ist in den vergangenen Jahren in einem Hype von Bildgebung und Genetik untergegangen«, sagt er, »andere vielversprechende Forschungsansätze wurden dadurch vernachlässigt.«

Dabei machen die Erkenntnisse der Psychoneuroimmunologie Hoffnung auf neue Therapien für Menschen mit seelischen Leiden. »Wenn Entzündungen eine Ursache für manche Depressionen sind, dann können sie auch ein Ansatzpunkt für eine Behandlung sein«, sagt Elisabeth Binder, Direktorin am Max-Planck-Institut für Psychiatrie in München. Medikamente, die Infektionen oder Entzündungen hemmen, könnten helfen – zum Beispiel Mittel, die bereits in der Immuntherapie der Autoimmunerkrankungen genutzt werden, um das außer Rand und Band geratene Immunsystem zurückzufahren. Allerdings gibt es von Anfang an eine kräftige Einschränkung: Die Therapien können prinzipiell nur bei jenen Patienten anschlagen, bei denen auch Entzündungsmarker im Blut zu finden sind, betont Thomas Pollmächer. »Die Frage ist längst nicht mehr, ob *die* Depression immunologisch bedingt ist. Die Frage ist, bei welchen Patienten mit welcher Depression das der Fall ist.«

Hoffnung gerade für die besonders Kranken

In Betracht kommen offenbar vor allem die besonders schwer kranken Patientinnen und Patienten – jene also, bei denen die herkömmlichen Behandlungsansätze nicht helfen, so wie bei dem Patienten von Tom Bschor aus der Berliner Schlosspark-Klinik oder bei der Patientin von Ludger Tebartz van Elst aus Freiburg. Etwa jeder dritte Patient mit Depression gilt derzeit als »therapieresistent« – er oder sie spricht nicht auf die klassischen Behandlungen an. »Es scheint so zu sein, dass gerade bei diesen Patientinnen und Patienten erhöhte Entzündungswerte vorliegen«, sagt Tebartz van Elst. So hatten in einer jüngeren

Studie 45 Prozent derjenigen, die nicht auf Antidepressiva ansprachen, besonders hohe CRP-Werte. Womöglich sind die Entzündungen sogar schuld an der Wirkungslosigkeit der bisherigen Therapien: »Das Zusammenspiel der Entzündungszellen und -moleküle mit dem Gehirn könnte nach derzeitigem Wissensstand dazu beitragen, dass diese Patienten mit den klassischen Methoden nicht therapierbar sind«, sagt Tebartz van Elst.

Gerade für diese Patienten wäre es also ein Segen, wenn die Kenntnisse über den Einfluss von Entzündungen auf die psychische Gesundheit neue, ganz anders gelagerte therapeutische Zugänge ermöglichten. An der Berliner Charité erforschen Wissenschaftler deshalb seit ein paar Jahren mit großer Hingabe, wie sich die Erkenntnisse der Psychoneuroimmunologie auch praktisch nutzen lassen. Das Team um Isabella Heuser-Collier geht davon aus, dass mehrere Faktoren zusammenkommen, wenn Entzündungen im Körper sich so negativ auf das Gehirn und die Seele auswirken. Das Berliner Team konzentriert sich derzeit auf übergewichtige Patienten und auf Frauen. Bei beiden Gruppen gibt es häufig chronisch-entzündliche Prozesse, die im Körper unterschwellig ablaufen. So produzieren Fettzellen in hohem Maße entzündungsfördernde Stoffe, und auch die weiblichen Geschlechtshormone sorgen für entzündliche Prozesse im Körper.

»Dieser Zusammenhang könnte auch erklären, weshalb das Risiko für Depressionen bei Frauen doppelt so hoch ist wie bei Männern – und zwar vor allem im Alter bis zu den Wechseljahren«, sagt Andrew H. Miller, Professor für Psychiatrie und Verhaltenswissenschaft an der Emory University School of Medicine in Atlanta (Georgia). Studien hätten zudem gezeigt, dass die Stimmung von Frauen besonders abhängig ist von den Zytokinspiegeln im Blut.

Was wie ein Nachteil für Frauen wirkt, hat auch eine positive Seite: Frauen haben ja im Durchschnitt bessere Abwehrkräfte als Männer. »Gut möglich, dass sie in der Evolution zunächst stärker von der Reaktion auf Zytokine, also vom dadurch ausgelösten Krankheitsverhalten, profitiert haben«, sagt Andrew H. Miller. Schwere Infektionen seien eine Gefahr für Mütter, schwangere Frauen oder solche, die schwanger werden wollen, denn sie können die Fruchtbarkeit beeinträchtigen, bedeuten ein Risiko für die noch ungeborenen Kinder und können das Stillen erschweren. »Der soziale Rückzug in Anbetracht einer sich entwickelnden Infektion könnte daher ein Schutz für Frauen und ihren Nachwuchs sein«, meint Miller. Das erhöhte Depressionsrisiko wäre demnach der Preis für die Chance auf viele gesunde Kinder.

Aus Sicht von Manfred Schedlowski ist es jedenfalls nicht überraschend, dass der antientzündliche Ansatz offensichtlich nur Untergruppen von Patientinnen und Patienten mit Depressionen hilft. »Depressionen sind sowohl von der Entstehung her als auch vom Verlauf eine äußerst heterogene Erkrankung«, sagt der Essener Medizinpsychologe. »So spielen Entzündungen mit Sicherheit eine Rolle als Auslöser bei Depression, das gilt aber längst nicht für alle Depressionen oder depressiven Menschen.« Auch bei anderen psychischen Erkrankungen wird nur bei einem Teil der Patienten das Immunsystem der Übeltäter sein. Doch zumindest diese Patienten könnten von den neuen Erkenntnissen profitieren, ist Schedlowski überzeugt. Und gerade weil sie so krank sind und man ihnen bisher so schlecht helfen kann, müssten die Details mit umso mehr Einsatz erforscht werden.

Genau diese Strategie sei die Zukunft der Psychiatrie, schrieben Elisabeth Binder und Andrew H. Miller jüngst in einem viel beachteten Aufsatz: Zu sehr wurden Patientinnen und Patienten mit psychiatrischen Erkrankungen in der Vergangenheit über einen Kamm geschoren. Zu sehr wurden so komplexe Erkrankungen, wie es Depressionen, Angsterkrankungen oder Schizophrenie nun einmal sind, mit einem Einheitsbrei althergebrachter Methoden behandelt. Am Ende werde nicht weniger als eine neue Ära von Therapien stehen, sagen sie – und eine personalisierte, persönlichkeitsbezogene Psychiatrie. Es gibt wohl kaum eine andere Medizinsparte, in der es so eingängig ist, dass individuellere Ansätze dringend benötigt werden.

Und jetzt?

Aber was heißt das alles für Patientinnen und Patienten, die aktuell eine Depression haben oder depressive Symptome entwickeln – sich also traurig fühlen und deprimiert, die schlecht schlafen und keine Lust mehr auf Dinge haben, die ihnen früher immer Spaß gemacht haben? Wie können sie von den Erkenntnissen der Psychoneuroimmunologie profitieren? Grundsätzlich gilt: Entzündungen spielen nach aktuellem Kenntnisstand nur bei einem kleinen Teil der Patientinnen und Patienten die ursächliche Rolle. Man sollte sie vor allem dann in Erwägung ziehen, wenn die klassischen Therapien nicht erfolgreich sind.

Auch dann ist es aber keine gute Idee, einfach mal Antibiotika oder entzündungshemmende Medikamente einzunehmen und im Selbstversuch zu testen, ob diese zufällig Wirkung zeigen. »In jedem Fall ist es wichtig, zunächst abzuklären, ob überhaupt eine Entzündung vorliegt, ob das Immunsystem in

Aufruhr ist, bevor man eine Therapie beginnt«, betont Thomas Pollmächer. Nur dann können entzündungshemmende Ansätze erfolgreich sein. Leider können auch Ärzte das nicht immer sicher feststellen. In manchen Fällen gelingt dies mit Hilfe von Blutuntersuchungen, aber nicht immer fördern diese etwas Handfestes zutage.

Wichtig ist es zudem, beim Vorliegen von depressiven Symptomen oder einer hartnäckigen, schwer zu behandelnden Depression abzuklären, ob es über die bekannten akuten Infekte hinaus – eine Grippe etwa oder eben einen Hautausschlag, wie ihn die Bakterien bei Tom Bschors Patient hervorgerufen haben – noch andere Gründe für Entzündungen im Körper gibt. Zu den mächtigsten möglichen Verursachern von anhaltenden Immunreaktionen im Körper gehören Allergien und Autoimmunerkrankungen. Wenn sich Depressionen oder Angsterkrankungen mit den herkömmlichen Therapien schlecht behandeln lassen, könnte also auch eine bisher nicht erkannte Autoimmunerkrankung dahinterstecken. Oft merken Patientinnen und Patienten jahrelang nichts von einem beginnenden Rheuma, ihrer Multiplen Sklerose oder dem sich anbahnenden Diabetes, die Krankheit entwickelt sich im Verborgenen oder vorerst nur mit sanften Symptomen, bevor sie eines Tages nicht mehr zu übersehen ist. Diese Krankheiten zu behandeln, ist oftmals eine wichtige Voraussetzung für den Erfolg in der Therapie von Ängsten oder Depressionen.

Manches kann man aber immer tun, um sich vor negativen Auswüchsen des eigenen Immunsystems und der Entwicklung von depressiven Verstimmungen zu schützen: Man kann üben, durch Entspannungstechniken und einen neuen Blick auf Stress dafür zu sorgen, dass in unangenehmen Situationen nicht so viele Zytokine entstehen. Wie bei den Mäusen, von denen manche mehr und andere weniger Interleukin-6 produzieren, wenn sie von Artgenossen schlecht behandelt oder Zeugen von Gewaltdelikten unter Nagern werden, so ist auch bei Menschen die Veranlagung zur Zytokinproduktion unterschiedlich ausgeprägt. Manche reagieren gestresster als andere, das lässt sich an den Hormonen und Immunbotenstoffen in ihrem Blut ablesen.

Man kann aber lernen, sich weniger stressen zu lassen. Und man kann auch lernen, besser mit Stress umzugehen. Wie sehr man durch seine persönliche Veranlagung zu einem gestressten Immunsystem letztlich beeinträchtigt wird, hängt am Ende davon ab, ob man rechtzeitig einschreitet, bevor das Stresshormon Cortisol die gesamte Stressachse aus dem Lot bringt, und auch davon, wie sehr man dem Stress Raum gibt. Zu den vielversprechendsten Prophylaxemöglichkeiten bei Depressionen gehört es daher, seine Resilienz zu trainieren, die psychische Widerstandskraft. Wie das über den neuen Blick auf Stress hinaus, den wir in Kapitel 4 kennengelernt haben, funktionieren kann, werden wir in Kapitel 9 noch genauer sehen.

8 Das Trauma sitzt in den Nerven

Nur 20 Sekunden lang bebte die Erde am 17. Januar 1995 in der Region um Kobe. Doch die Folgen waren verheerend. Fast 6000 Menschen starben durch die Naturkatastrophe im japanischen Süden, rund 300 000 Menschen verloren ihr Zuhause. Von klein auf werden Kinder in Japan auf Erdbeben vorbereitet. So wie man in Deutschland trainiert, im Falle eines Brandes so schnell wie möglich das Gebäude über die Treppen zu verlassen und bloß nichts mitzunehmen, so übt man in Japan den Umgang mit bebender Erde: raus ins Freie auf einen Platz oder eine Wiese, wo möglichst wenig Steine von oben kommen können. Oder, wenn die Zeit dafür nicht reicht, schnell unter einen stabilen Tisch, dort zusammenkauern und die Tasche oder die Hände zum Schutz über den Kopf halten!

Doch allem Trainieren zum Trotz: Wirklich vorbereiten kann man sich auf eine Katastrophe solchen Ausmaßes, wie sie die Region um die Millionenstadt Kobe im Jahr 1995 traf, wohl nicht. Im Zweifelsfall kann man weder seine Haut noch seine Seele sicher schützen. Wie soll man sich auch vorstellen können, was eigentlich unvorstellbar ist? So ging das gewaltige Beben von Kobe nicht nur mit der Zerstörung von Wohnhäusern,

Kraftwerken und Schulen einher, sondern auch mit großen Schäden an den Seelen der Menschen.

Selten wurden die gesundheitlichen Folgen einer Naturkatastrophe so intensiv untersucht wie die von Kobe. Zahlreiche Studien zeigten, dass es in den vom Beben betroffenen Gebieten neben den vielen Toten nicht nur zahlreiche Verletzte gab, die sich Brüche, Prellungen und Schnittwunden zugezogen hatten. Es kam auch zu einer rasanten Zunahme an Herz-Kreislauf-Erkrankungen und Hauterkrankungen: Über Monate starben in der Region 1,5-mal so viele Menschen an koronarer Herzkrankheit wie zuvor. Und ein erheblicher Teil der Patienten mit Neurodermitis litt nach dem Beben vermehrt unter juckender, entzündlicher Haut.

Dass Stress die Gesundheit schwer angreifen kann, haben wir in Kapitel 4 anhand vieler Beispiele gesehen. So werden nicht nur Herzkrankheiten, Autoimmunerkrankungen und Infektionen befördert oder verschlimmert, das gilt in besonderem Maße auch für Hautkrankheiten. Menschen mit Neurodermitis, Rosacea oder Schuppenflechte berichten immer wieder, dass ihre Haut ihnen vor allem in stressigen Situationen zu schaffen macht – wenn sie zum Beispiel eine Prüfung bestehen müssen, auf der Arbeit besonderer Druck herrscht oder es Zoff in der Familie gibt. Allerdings betrifft das Problem nicht jeden Menschen gleichermaßen. So wirkte sich der Stress auch in Kobe nicht bei jedem Neurodermitispatienten negativ auf seine Haut aus. Mit Stress sahen sich nach dem Erdbeben viel mehr Menschen konfrontiert als mit Hautproblemen. Stress hatten schließlich die allermeisten, als der Boden unter ihnen so massiv bebte, die Neurodermitis verschlimmerte sich trotzdem nicht bei allen.

So berichteten 63 Prozent der Menschen in der schwer vom

Erdbeben getroffenen Region, dass sie sich gestresst fühlten, die Neurodermitis kam aber nur bei einem guten Drittel der Patienten dort zu unangenehmer Blüte, also bei etwa der Hälfte der Gestressten. Zum Vergleich: In einer anderen japanischen Region, in der keine Schäden auftraten, bezeichneten sich zur selben Zeit 19 Prozent der Einwohner als gestresst, hier berichteten sieben Prozent von einer Verschlechterung ihrer Haut, also etwa jeder Dritte der Gestressten.

Weshalb manche Menschen stärker gestresst sind

Aber wen trifft es? Bei wem führt der Stress zu körperlichen Reaktionen? Und warum? Diese Fragen versuchen Wissenschaftler und Wissenschaftlerinnen seit vielen Jahren nicht nur mit Blick auf Neurodermitis, sondern auf viele verschiedene Krankheiten zu ergründen. Schließlich könnten sich neue Möglichkeiten für Prävention und Therapie eröffnen, wenn man besser wüsste, weshalb Stress und Schicksalsschläge manchen Menschen besonders stark zusetzen – ihnen also im Falle von Neurodermitis und Schuppenflechte im wahrsten Sinne des Wortes unter die Haut gehen –, während andere Menschen körperlich wie psychisch besser damit zurechtkommen.

Mittlerweile weiß man: Ein wesentlicher Grund, der diese Unterschiede erklärt, kann in der Kindheit liegen. Wer in jungen Lebensjahren bereits große Belastungen erlebt hat, bei dem ist die Stressverarbeitung oft dauerhaft aus den Fugen geraten. Das liegt an der Stressachse, die wir in Kapitel 3 (siehe S. 60 f.) kennengelernt haben: Durch chronischen Stress und traumatische Erfahrungen gerät sie aus dem Lot. Wird das Stresssystem jahrelangem Dauerfeuer ausgesetzt, produziert der Körper nicht mehr genug Cortisol, das für die Stressregulation so wichtig ist.

Wenn Kinder misshandelt werden, bleibt die Stressachse oft lange Zeit verschoben, im ungünstigen Fall für immer. Sie haben dann noch als Erwachsene morgens verringerte Cortisolwerte, und es finden sich erhöhte Entzündungswerte in ihrem Blut. Dadurch reagieren diese Kinder auch als Erwachsene noch erheblich sensibler auf Stress als andere Menschen, ihre Stresstoleranz ist herabgesetzt. Druck wird dann nicht einfach nur als etwas Unangenehmes erlebt, sondern als der blanke Horror. Beängstigende Situationen führen schnell zu Panikreaktionen. Auch bei Menschen, die als Erwachsene Traumata erleiden, bleibt das Stresssystem oft überempfindlich, das hat sich zum Beispiel bei Veteranen des Vietnamkriegs gezeigt und auch bei Opfern von Unfällen.

Was im Blut solcher Menschen mit hypersensibler Stressreaktion passiert, konnte die Psychologin Christine Heim vom Institut für Medizinische Psychologie der Berliner Charité mit Hilfe von 49 Frauen detailliert zeigen. 27 dieser Frauen waren in ihrer Kindheit körperlich oder sexuell misshandelt worden. Wenn sie in eine stressige Situation gerieten, schütteten sie ein Vielfaches an Stresshormonen aus, auch klopfte ihr Herz viel schneller als bei ähnlich alten Frauen, die nicht misshandelt worden waren. Das galt sogar, wenn der Stress in der Studiensituation überschaubar war, also lange nicht an die Traumata der Kindheit heranreichte: Die Frauen sollten in der Studie den Trier Social Stress Test meistern, also vor fremden Menschen sprechen und arithmetische Aufgaben lösen.

Traumatische Erlebnisse bringen aber wegen des damit verbundenen Dauerfeuers aus Adrenalin und Noradrenalin nicht nur das Stresssystem aus dem Gleichgewicht. Sie wirken sich auch direkt auf den Aufbau des Nervensystems aus, sogar auf die Architektur des Gehirns. Das zeigte Christine Heim anhand von Aufnahmen im Magnetresonanztomografen (MRT): Bei Erwachsenen, die als Kinder traumatisierende Erlebnisse hatten oder misshandelt worden waren, waren jene Regionen im Gehirn, die für die Stressregulation zuständig sind, verkleinert und weniger stark verästelt. Noch dazu waren jene Areale stark geschrumpft, die das Selbstwertgefühl regulieren. »Viele misshandelte Kinder«, so Heim, »haben es ihr Leben lang schwer, an die eigenen Fähigkeiten zu glauben.« Und dieses psychische Erleben hat im Gehirn tatsächlich eine organische Entsprechung.

Für den Stress im Gehirn ist die Amygdala zuständig. Als Ort der großen Gefühle setzt sie die Stressreaktion in Gang. Aber nicht nur. Sie aktiviert auch gleich ihren Nachbarn, den Hippocampus, einen wichtigen Ort des Gedächtnisses, damit er sich die stressauslösende Situation gut merkt. Künftig sollte man die Gefahr schließlich vermeiden. Und wenn die gefährliche Situation doch wieder eintritt, sollte man wenigstens schneller reagieren können: Wer einmal beim Überqueren einer Straße bei Rot fast unters Auto gekommen wäre, der bleibt in der Regel zumindest die kommenden Wochen oder Monate konsequent bei Grün stehen. »Evolutionsbiologisch gesehen ist dieser Mechanismus sehr wichtig«, sagt die Psychiaterin und Traumaexpertin Ulrike Schmidt vom Universitätsklinikum Bonn. »Stellen Sie sich vor, Sie sind in der Wildnis und kommen an einen Ort, wo besonders viele Tiger lauern. Dann sollten Sie sich diesen Platz genau merken und nie wieder hingehen.«

Mit der Zeit gewöhnt man sich zwar an Gefahren oder vergisst sie. Trotzdem bleibt die Information lange erhalten. Wer einmal durch ein heranrasendes Auto tief erschrocken ist, wird künftig, wenn er doch mal wieder bei Rot über die Straße geht, nicht mehr mit der alten Gelassenheit über die Straße schlendern, sondern nimmt beim Anblick sich nähernder Fahrzeuge die Beine in die Hand. Und sollte er trotzdem wieder in eine riskante Situation geraten, dann läuft die Stressreaktion in seinem Gehirn nun schneller ab. Ein Auto muss noch gar nicht gefährlich nah sein, schon ist das Gehirn hellwach und bringt den Körper zum Laufen.

Die Amygdala ist aber nicht nur mit dem Gedächtnis verbunden, sondern auch mit dem Verstand. Konkret mit dem Stirnlappen, einem recht jungen und evolutionär hochentwickelten Teil unseres Gehirns, der für die Kontrolle von Emotionen zuständig ist und auch »präfrontaler Cortex« genannt wird. Diese schlaue Region prüft, was die älteren, mitunter etwas primitiv reagierenden Hirnregionen so fabrizieren: Ist es wirklich nötig, dass man jetzt Angst hat? Und ist es in dieser speziellen Situation, hier und jetzt, überhaupt schlau wegzulaufen? Man hat schließlich schon in der Schule gelernt, dass Rennen nicht immer eine gute Idee ist, dass man nicht über die Straße rennen oder sich beim Anblick eines Bären lieber groß machen soll. Also ruft der Stirnlappen mal lieber den ach so emotionalen Teilen des Gehirns ein »Ruhig Blut!« zu und übernimmt die Kontrolle.

Durch chronischen Stress und Traumata wird der Stirnlappen allerdings verändert. In stressigen Situationen ist es für traumatisierte oder chronisch gestresste Menschen deshalb schwieriger, die besten Entscheidungen zu treffen. Die Gefühle übernehmen die Steuerung, Angst und Panik bestimmen die

Situation. Sich selbst zu beruhigen, gelingt nicht mehr. Auch können traumatische Erfahrungen die Zellfortsätze im Hippocampus schädigen. Das wiederum wirkt sich negativ auf das Stressgedächtnis aus.

Somit reagiert das Gehirn nach traumatischen Erlebnissen nicht nur schneller und intensiver auf Stress, es kann ihn auch nicht mehr so gut modulieren. Der Stress schlägt härter zu als bei unbelasteten Menschen. Deshalb sind die Folgen unangenehmer oder hektischer Situationen bei traumatisierten Menschen schwerwiegender, es kommt bei ihnen auch häufiger zu Depressionen und Angsterkrankungen. »Traumata sind Ereignisse, die tief in unserem System, in unserem ganzen Körper Spuren hinterlassen«, sagt die Psychoanalytikerin Galit Atlas, die neben der Arbeit in ihrer Praxis in Manhattan auch an der New York University lehrt.

Auch die Nerven außerhalb des Gehirns verändern sich

Das Gehirn wandelt sich ständig, wenn wichtige Dinge passieren. Dadurch kann es sich ein Leben lang an veränderte Lebensbedingungen und Lebensnotwendigkeiten anpassen. Indem es neue Verknüpfungen zwischen Nervenzellen aufbaut und Hirnregionen stärkt, die bis eben nicht so wichtig waren, adaptiert es sich an das, was gerade gebraucht wird. Seit einigen Jahren weiß man: Das geschieht auch im Erwachsenenalter noch, und diese neuronale Plastizität ist sehr wertvoll, weil sie es möglich macht, sich in einer sich verändernden Umwelt zu behaupten.

Leider ist diese Anpassung aber nicht immer positiv. Mitunter entstehen auch negative Verknüpfungen im Nervensystem, die Fachleute als »maladaptive« neuroplastische Prozesse bezeichnen. Wer misshandelt wurde, dem fällt es schwer, Vertrauen zu anderen Menschen aufzubauen; wer Depressionen hat, hat eher negative Erwartungen an die Zukunft. Auch das Fühlen von Phantomschmerzen in einem amputierten Bein, das längst nicht mehr da ist, gilt als Folge solcher maladaptiven Prozesse, bei denen sich das Gehirn neu organisiert. In diesem Fall sucht es einen Ersatz für die ihm fehlenden Signale aus dem amputierten Bein, es konstruiert sie.

»Wenig bekannt ist bislang, dass diese Prozesse nicht auf das Gehirn beschränkt sind, sondern auch im peripheren Nervensystem stattfinden«, sagt Eva Peters. Und über die Mechanismen, die die Psychoneuroimmunologie beschreibt, wirken sich die umgebauten oder erneuerten Nervenverbindungen sowohl auf das Immunsystem als auch auf das Hormonsystem aus. Deshalb kommt es durch traumatische Erlebnisse mitunter zur dauerhaften Freisetzung von Immunmolekülen und Nervenbotenstoffen, es kann sich eine anhaltende Entzündungsreaktion im Körper einstellen, aber auch eine geschwächte Immunreaktion.

Peters konnte solche Veränderungen bei Mäusen beobachten, die durch furchteinflößenden Lärm gestresst waren. Bei ihnen vermehren sich als Reaktion auf den Krach Nervenzellen unter der Haut; sie kommunizieren direkt mit jenen Immunzellen, die allergische Reaktionen verschlimmern. So zeigte Peters, welcher Mechanismus in schwierigen Phasen Ekzeme sprießen lässt – und damit sehr wahrscheinlich auch die Neurodermitis jener Patienten verschlimmerte, die das Erdbeben von Kobe miterleben mussten.

Tatsächlich lassen sich bei Erwachsenen, die von körperlichen oder psychischen Misshandlungen in ihrer Kindheit berichteten, chronisch erhöhte Entzündungswerte im Blut nachweisen – und zwar abhängig von der Art des Traumas, das jemand erlebt hat. Das Immunsystem der traumatisierten Menschen befindet sich im Dauer-Angriffsmodus. Vor Kurzem hat eine Forschergruppe vom King's College London 25 Studien neu ausgewertet, die bei insgesamt mehr als 16 000 Probanden den Zusammenhang zwischen Kindheitstraumata und verschiedenen Entzündungsmarkern untersucht hatten. Dabei entdeckten die Londoner Forscher, dass die meisten Versuchsteilnehmer, die vor dem 18. Lebensjahr sexueller, körperlicher oder seelischer Gewalt ausgesetzt gewesen oder vernachlässigt worden waren, noch als Erwachsene höhere Entzündungswerte aufwiesen.

»Wie ausgeprägt dieser Effekt genau war, unterschied sich zwischen den verschiedenen Arten von Traumata«, sagt die Studienleiterin Valeria Mondelli, Professorin für Psychoneuroimmunologie am King's College. So fanden sich bei denjenigen, die unter sexuellem oder körperlichem Missbrauch leiden mussten, erhöhte Werte des Fiebermoleküls Interleukin-6 oder des Tumornekrosefaktors, der im Krankheitsfall etwa an der Entstehung von Entzündungsreaktionen mit Fieber, Schmerz und Schwellungen beteiligt ist, im Blut. Bei Teilnehmern, die in ihrer Kindheit oft auf sich gestellt und vernachlässigt worden waren, zeigten sich dagegen höhere Konzentrationen des C-reaktiven Proteins (CRP), das so schädlich für das Herz sein kann.

»Bei traumatisierten Menschen ist das Immunsystem also quasi dauerhaft im Großeinsatz«, sagt die Charité-Forscherin Christine Heim. Und auf dieses ohnehin schon ständig erhöhte Stresslevel kommt im Falle einer stressigen Situation auch noch ein erhöhtes Stressempfinden obendrauf. Das bleibt nicht ohne Folgen: Durch diese doppelte Empfindlichkeit hat Stress auf vorbelastete Personen eine besonders toxische Wirkung, und die kann man direkt beobachten.

»In stressigen Situationen findet man bei diesen Menschen stärkere Entzündungsantworten im Vergleich zu Menschen, die kein erhöhtes Risiko tragen«, sagt Christine Heim. Sie konnte dies nachweisen, indem sie Männer, die unter einer schweren Depression litten und zudem in der Kindheit traumatisiert worden waren, zusammen mit gesunden Männern ohne diese psychische Vorbelastung einem Stresstest aussetzte. »Die traumatisierten Personen hatten schon vor Beginn des Stresstests so hohe Stresslevel, wie sie sich bei den Kontrollpersonen erst unter Stress zeigten«, erzählt Heim. »Wer traumatisiert ist, steht offenbar unter Daueranspannung, und zwar in einem nicht unerheblichen Ausmaß.«

Wenn dann noch Stress dazukommt, ist die Grenze des Erträglichen erreicht – Krankheiten sind die Folge. »Dieser Hyperentzündungsstatus gekoppelt mit einer übertriebenen Entzündungsantwort im Falle von Stress«, sagt Heim, »kann zu den zahlreichen medizinischen Problemen beitragen, die mit Traumata einhergehen, zum Beispiel zu Herz-Kreislauf-Erkrankungen.« Auch die Max-Planck-Direktorin Elisabeth Binder sagt: »Wenn man diese Mechanismen begreift, ist es gar nicht erstaunlich, dass ein Trauma in der Kindheit nicht nur für psychiatrische Erkrankungen empfindlich macht, sondern auch für Übergewicht und Herzkrankheiten und sogar die Immunabwehr herabsetzt.«

Wie stark der Einfluss ist und wie lange er anhält, hat vor 25 Jahren eine große Studie namens »Adverse Childhood Experiences« quasi mit einem Donnerschlag gezeigt: Im Rahmen dieser Studie wurden in den USA mehr als 14 000 Erwachsene der Mittelschicht nach traumatischen oder belastenden Kindheitserlebnissen und Problemen in der Familie gefragt. Am häufigsten berichteten die Probandinnen und Probanden von körperlicher oder sexueller Misshandlung, von Alkohol- oder Drogensucht in der Familie und von Gewalt gegenüber der Mutter, die sie mitansehen mussten. Mehr als die Hälfte berichtete von mindestens einer traumatischen Erfahrung, ein Viertel von zwei oder mehr. Nur knapp die Hälfte der Studienteilnehmer konnte sich nicht an schlimme Erfahrungen erinnern.

Der Zusammenhang mit dem Gesundheitszustand im Erwachsenenleben war eindeutig. Je mehr belastende Kindheitserlebnisse die Probanden zu Protokoll gaben, desto höher war die Wahrscheinlichkeit, dass sie Ende der 1990er-Jahre an einer organischen oder psychiatrischen Erkrankung litten. »Diejenigen, die vier oder mehr frühen Traumata ausgesetzt waren, hatten ein vier- bis zwölffach erhöhtes Risiko für Alkoholismus, Drogenmissbrauch, Depression oder Suizidversuch«, sagt Vincent Felitti vom Kaiser Permanente Krankenhaus in San Diego, wo seit Jahrzehnten rund 45 000 Menschen im Rahmen einer Langzeitstudie jedes Jahr wieder bereitwillig Gesundheitsfragen beantworten. Auch verdoppelte sich das Risiko für Diabetes, Krebs oder Schlaganfall. Personen mit mehreren traumatischen Kindheitserfahrungen rauchten zwei- bis viermal so häufig wie diejenigen ohne solche Erlebnisse, befanden ihre eigene Gesundheit als schlecht, hatten ungewöhnlich viele Sexualpartner und ein 1,5-faches Risiko für Übergewicht. Am Ende ließ sich aus den schlimmen Erlebnissen in Kindheitstagen der körperliche Gesundheitszustand im Erwachsenenalter besser vorhersagen als aus den klassischen Risikofaktoren wie Übergewicht, Rauchen und Bewegungsmangel.

Dabei bedingen sich Entzündungswerte und Traumata gegenseitig: Wer ein Trauma erlebt, hat oft dauerhaft erhöhte Entzündungswerte, und wer erhöhte Entzündungswerte hat, hat eine gesteigerte Anfälligkeit für neues Trauma: Betroffene bekommen leichter eine Posttraumatische Belastungsstörung. Das geht so weit, dass Wissenschaftler in den USA in einer Studie mit mehr als 2500 Soldaten anhand von deren CRP-Spiegeln im Blut prognostizieren konnten, wer von ihnen nach einem Auslandseinsatz vermutlich keine Posttraumatische Belastungsstörung entwickeln würde - und wer besonders gefährdet war. Experten hoffen daher, dass sie in Zukunft anhand von Blutwerten ermitteln können, wer besser nicht Polizistin oder Berufssoldat werden sollte, bevor sich jemand für einen solchen Beruf entscheidet.

Der Einfluss der genetischen Grundausstattung

Wie empfindlich man auf Stress und Trauma reagiert, hängt allerdings von der persönlichen genetischen Ausstattung ab. So gibt es verschiedene Varianten des Gens für CRP, die Menschen erben jeweils andere. Je nachdem, welche Variante man in der großen Gen-Lotterie des Lebens erwischt, neigt man nach einem traumatischen Erlebnis eher zu erhöhten CRP-Spiegeln im Blut - oder man bleibt davon verschont.

Auch weitere Gene spielen eine Rolle. Berühmtheit hat mittlerweile das FKBP5 erlangt. Dieses Gen und das unter seiner Anleitung entstehende gleichnamige Protein gehören zu den vielen Schnittstellen, die in der Psychoneuroimmunologie eine Rolle spielen: FKBP5 ist nicht nur in den Stoffwechsel von Depressionen und Ängsten eingebunden, es ist auch an der

Immunregulation beteiligt. Und es sorgt dafür, wie sensibel jemand auf das Stresshormon Cortisol reagiert. Auch von FKBP5 gibt es verschiedene Varianten. Und wer eine bestimmte Form hat, ist stärker gefährdet, infolge eines traumatischen Erlebnisses schwer zu erkranken.

Diese Genvariante erben die Menschen, die sie besitzen, von ihren Eltern. Das zeigt sich auch daran, dass in diesen Fällen viele Familienmitglieder von Depressionen, Angsterkrankungen oder Traumata betroffen sind. Aber eine Variante des FKBP5-Gens, die besonders anfällig für Traumata macht, kann auch erst im Laufe des Lebens durch selbst erlebte Traumata entstehen. Bei entsprechenden Erfahrungen baut der Körper das vorhandene FKBP5-Gen um, indem er es chemisch modifiziert. Durch diese »epigenetischen Veränderungen« wird aus dem gewöhnlichen FKBP5-Gen eines, das besonders anfällig für Traumata macht. Die betroffenen Menschen reagieren daraufhin sensibler auf Stress. »Ein Trauma hinterlässt chemische Spuren an der DNA«, sagt Elisabeth Binder. Die so veränderten Gene kann man an seine Nachkommen weitergeben. Die erhöhte Sensibilität für Traumata vererbt sich also.

Somit können körperliche Folgen der Traumata von Generation zu Generation weitergetragen werden. Die Kinder traumatisierter Menschen sind deshalb oft anfällig für Stress und neue Traumata, obwohl sie selbst keine traumatische Erfahrung gemacht haben. Diese Erkenntnisse hat als eine der Ersten die Ärztin Rachel Yehuda am Mount Sinai Hospital in New York mit Hilfe von Nachkommen von Holocaust-Überlebenden gewonnen. »Die Narben, die Traumata hinterlassen, können noch in der nächsten Generation spürbar sein«, sagt Galit Atlas. Das gelte vor allem dann, »wenn die ursprünglichen Traumata zu Geheimnissen wurden«.

Was Traumata mit Autoimmunerkrankungen zu tun haben

Weil das Immunsystem im Dauereinsatz ist, schreitet dessen Alterung bei traumatisierten Personen schneller voran. Ähnlich wie bei chronischem Stress sinkt die Zahl der noch unbelasteten, naiven Immunzellen durch einschneidende Erlebnisse, wie Annette Sommershof von der Universität Konstanz gemeinsam mit Iris-Tatjana Kolassa, der Leiterin der Abteilung für Klinische und Biologische Psychologie an der Universität Ulm, vor ein paar Jahren zeigen konnte. Offenbar werden durch die furchtbaren Erlebnisse viele frische Immunzellen verbraucht, weil das Immunsystem in die Abwehr des Schreckens involviert ist.

Sommershof und Kolassa fanden das in einer Studie mit geflüchteten Menschen heraus, die Krieg und Folter erlebt hatten und infolgedessen unter einer Posttraumatischen Belastungsstörung (PTBS) litten. In deren Blut entdeckten sie deutlich weniger naive, also noch nicht spezialisierte T-Zellen, die für die Abwehr von unbekannten Erregern zuständig sind, als im Blut nicht traumatisierter Menschen. Bei Geflüchteten, die traumatisiert waren, aber keine Posttraumatische Belastungsstörung entwickelt hatten, war die Zahl der naiven T-Zellen ebenfalls höher als bei den PTBS-kranken Geflüchteten.

Zugleich war bei diesen Menschen die Anzahl sogenannter regulatorischer T-Zellen um die Hälfte verringert, die essenziell für die Selbsttoleranz sind – also dafür, dass das Immunsystem den eigenen Körper nicht angreift und somit keine Autoimmunerkrankung entsteht. »Diese von uns festgestellten, erheblichen

Veränderungen sind vermutlich eine Ursache für die reduzierte Immunabwehr, die erhöhte Infektanfälligkeit und eine verstärkte Entwicklung von Autoimmunerkrankungen bei den traumatisierten Patienten«, erklärt Sommershof.

Tatsächlich haben Menschen, die traumatische Erlebnisse hatten, außer einer geschwächten Immunantwort auch einen Hang zu Autoimmunerkrankungen. Bei beiden Leiden findet sich eine große Zahl von Entzündungsmolekülen im Blut. Da überrascht es nicht, dass sie häufig gemeinsam bei ein und demselben Menschen auftreten. Und beide treten auch gehäuft in Familien auf, es scheint also jeweils eine erbliche Komponente zu geben. So haben Wissenschaftler aus Schweden gemeinsam mit solchen aus Harvard, Reykjavik und Shanghai anhand der Daten von vier Millionen Schweden aus öffentlichen Datenbanken ausgerechnet, dass das Risiko, sowohl eine stressbedingte Krankheit wie eine Posttraumatische Belastungsstörung als auch eine Autoimmunerkrankung zu haben, bei eineiigen Zwillingen (die genetisch nahezu identisch sind) um mehr als 50 Prozent höher ist als bei zwei nicht miteinander verwandten Menschen.

Ein Trauma muss nicht lebenslänglich bedeuten

So wichtig die Erkenntnisse der Traumaforschung und der mit ihr verbundenen Psychoneuroimmunologie sind, so bedrückend sind sie auch. Es mag der Eindruck eines Teufelskreises entstehen, aus dem man kaum ausbrechen kann: Traumata, die so sehr mit der Geschichte eines Menschen verbunden sind, dass sie sich bis in seine Gene auswirken und sogar an seine Nachkommen weitergegeben werden – die negativen Einflüsse längst vergangener Belastungen auf Nerven, Gehirn, Immunsystem und Stressverarbeitung scheinen damit nahezu unausweichlich und endlos zu sein.

Und doch lässt sich dieser Teufelskreis durchbrechen. Auch wenn sich vieles lange und tief in unser Nervensystem eingräbt: Gerade in diesem komplex verschalteten System gibt es auch große Chancen auf Veränderung. Schließlich kann die neuronale Plastizität auch günstige Prozesse in Gang setzen. »Das Freilegen alter Trauma-Narben ist ein langwieriger therapeutischer Prozess, der aber viel lösen kann«, sagt Galit Atlas.

Auch das zeigen die Ergebnisse der Psychoneuroimmunologie: Ebenso wie das Trauma selbst kann man die Erfolge der Traumabewältigung am Immunsystem und an den Nerven ablesen. »Psychologische Interventionen, die Stress reduzieren, können das Immunsystem schützen«, schreibt die Amerikanische Psychiatrische Gesellschaft und verweist auf eine Studie, die zu Beginn der Covid-19-Pandemie alle verfügbaren hochwertigen Untersuchungen zum Thema ausgewertet hat – es waren 56 mit mehr als 4000 Teilnehmenden.

Beleuchtet wurden acht verschiedene Arten von Psychotherapie – von Psychoedukation bis zur kognitiven Verhaltenstherapie. Dabei zeigte sich, dass die Arbeit an der Seele dazu führte, dass sich die Immunfunktionen bei den Patienten im Durchschnitt um 15 Prozent verbesserten; zugleich wurden schlechte Immunreaktionen durch die Therapien um 18 Prozent gemindert. Diese Effekte ließen sich auch sechs Monate nach Ende der Behandlung noch nachweisen.

Eine Psychotherapie kann offenbar sogar bis an die Wurzel gehen, wie sich herausstellte: Die Arbeit an der Seele veränderte die Zytokinspiegel im Blut der Patientinnen und Patienten, die Antikörperspiegel, die Zahl der Immunzellen und auch deren Aktivität. Eine Studie der Universität Ulm zeigte vor ein paar Jahren darüber hinaus, dass traumabedingte Schäden am Erbgut von Immunzellen sogar repariert werden, wenn sich traumatisierte Geflüchtete einer Traumatherapie unterziehen.

Behandelt wurden die Geflüchteten mit der sogenannten Narrativen Expositionstherapie (NET), die traumatisierten Menschen dabei helfen soll, das traumatisch Erlebte autobiografisch einzuordnen. »Mit Hilfe des Therapeuten entwirft der Patient seine Lebensgeschichte als chronologische Erzählung und fokussiert dabei die traumatische Erfahrung«, sagt die Erstautorin der Studie, Julia Morath vom Kompetenzzentrum Psychotraumatologie der Universität Konstanz. Auf diese Weise sollen die Betroffenen lernen, ihre schrecklichen Erinnerungen an die traumatischen Momente, die mit starken negativen Gefühlen behaftet sind und immer wieder hochkommen, besser mit ihrer eigenen Lebensgeschichte zu verknüpfen.

Denn im Gehirn werden die traumatisierenden Erlebnisse in der Regel völlig isoliert abgespeichert, als hätten sie gar nichts mit der eigenen Biografie zu tun. Aus traumatischen Erfahrungen wird immer dann ein schwerwiegendes Trauma, wenn das Gehirn akut überlastet ist, erklärt die Traumaexpertin Ulrike Schmidt: »Dann werden die Bilder des Schreckens und die Angst extrem tief ins Gedächtnis eingebrannt und zugleich so unsicher abgespeichert, dass sie jeden Moment wieder ins Bewusstsein treten können.« Denn diese angstbehafteten Bilder werden weder räumlich noch zeitlich einsortiert. »Bereits kleine Auslöser, die die Betroffenen – bewusst oder unbewusst – an das Trauma erinnern, können die Eindrücke wieder aufpoppen lassen«, sagt Schmidt. Sie werden dann erlebt, als passierten sie gerade jetzt. Bei vielen PTBS-Patienten gibt es

Dutzende unterschiedlicher Auslöser für Flashbacks. Für Betroffene ist es unmöglich, allen auszuweichen.

Die Lösung liegt deshalb darin, sich diesen Erinnerungen zu stellen. Das kann für traumatisierte Menschen extrem schmerzhaft und angsteinflößend sein. Dennoch: »Ein Trauma lässt sich nur durch Konfrontation überwinden«, sagt Ulrike Schmidt. Im Laufe der mehrphasigen Traumatherapie, in der Schmidt mit den Betroffenen arbeitet, lässt die Psychiaterin ihre Patienten deshalb immer wieder ihr Erlebnis nacherzählen. Zwischendurch holt sie die Patienten in die Gegenwart: Sie sollen beschreiben, was sie jetzt gerade fühlen. Auch wenn viele Patienten denken, das könnten sie nie: »Man arbeitet sich da heran«, sagt Schmidt, »in dem geschützten Umfeld einer Therapie gelingt es.«

Hintergrund des Wechsels zwischen der Traumaerzählung und dem Blick in die Gegenwart ist: Den Patientinnen und Patienten wird bewusst, dass das schreckliche Erlebnis längst Vergangenheit ist. So furchtbar es war, es ist vorbei. So kann das Schockerlebnis mit der Zeit zu einer Erinnerung werden. Es war entsetzlich, aber es hat keine Macht mehr über den Patienten. Es muss sein Leben, Denken, Fühlen nicht mehr bestimmen. Es geht keine akute Gefahr mehr von ihm aus.

In der Ulmer Studie funktionierte die Therapie so gut, dass dies nicht nur an den verminderten Flashbacks abzulesen war, sondern auch am Erbgut: Vier Monate nach Therapiebeginn war die DNA-Schädigung bei den Traumapatienten kaum mehr größer als bei Kontrollpersonen, die kein Trauma erlebt hatten. Eine Folgeuntersuchung nach einem Jahr ergab, dass Flashbacks, Schlafstörungen, Übererregbarkeit und Befindlichkeitsstörungen weiter abnahmen und sich auch die Zahl der DNA-Strangbrüche in den untersuchten Immunzellen noch reduzierte. »Mit unserer Studie konnten wir erstmals zeigen, dass es einen Zusammenhang gibt zwischen traumatischem Stress und der Schädigung der DNA«, sagt Iris-Tatjana Kolassa, »und, was wohl noch überraschender ist, dass sich traumatisch bedingte DNA-Schäden durch Psychotherapie mindern lassen.«

Welche Folgen ein Trauma hat, hängt immer auch vom Umgang damit ab und ob ein traumatisierter Mensch Unterstützung bekommt. Eindrücklich zeigt sich das in einer Studie der Princeton University: Erwachsene, die in ihrer Kindheit einen Rosenkrieg in ihrem Elternhaus miterleben mussten, waren doppelt so empfänglich für Erkältungsviren wie jene, deren Eltern es trotz einer Trennung geschafft hatten, miteinander vernünftig umzugehen, aufeinander ebenso wie auf das Kind Rücksicht zu nehmen und miteinander im Gespräch zu bleiben. 47 Prozent der Rosenkrieg-Kinder infizierten sich, wenn sie den Viren ausgesetzt waren. War die Trennung der Eltern dagegen einst glimpflich abgelaufen, erkrankten nur gut 20 Prozent. Genauso viele wie in einer Vergleichsgruppe von Teilnehmern mit intaktem Elternhaus.

Nicht nur Unterstützung und Aufarbeitung können helfen, ein schockierendes Erlebnis besser zu verarbeiten, sondern auch Ablenkung: Beliebt ist in der Traumatherapie mittlerweile das alte Computerspiel Tetris, bei dem man sich stark auf herunterfallende Bauklötze konzentrieren muss, um zu gewinnen. Als Erste nutzten Psychiater von der Oxford University das Spiel vor ein paar Jahren erfolgreich. Sie ließen Menschen, die in einen Autounfall verwickelt waren, in den ersten sechs Stunden danach etwa 20 Minuten lang Tetris spielen. Die Patienten hatten weniger von den schrecklichen Flashbacks als Kontrollpersonen, die nicht gespielt hatten.

Weiteren Studien zufolge kann Tetris auch noch helfen, wenn sich schon eine Posttraumatische Belastungsstörung entwickelt hat. In einer Pilotstudie der Universität Bochum schrieben 20 Patienten während eines Klinikaufenthalts sechs bis acht Wochen lang ihre traumatischen Erinnerungen auf und spielten im Anschluss 25 Minuten lang Tetris. Dadurch reduzierte sich die Zahl der Flashbacks, die sie erleben mussten, bei 16 der 20 deutlich. Die starke Konzentration auf ein Spiel, das die Vorstellungskraft fordert, scheint die ebenfalls so bildhaften Erinnerungen überschreiben zu können.

Zwar sind Traumatisierungen und ihre Folgen schwerwiegend und lang anhaltend. Ärzte wie Betroffene müssten sich das klarmachen, sagt Christian Schubert. »Aber man kann zugleich zu jedem Zeitpunkt eingreifen«, betont er. »Mit der Behandlung der psychischen Störung kann sich auch das Stresssystem wieder einregulieren.«

9 Kraft für Seele, Nerven und Immunsystem

Wann ist man eigentlich rundum gesund, wie viel krank ist wirklich krank? Die Ansichten darüber haben sich in den vergangenen Jahren deutlich gewandelt. Früher galt man schon als gesund, jedenfalls als gesund genug, wenn man seine Arbeit irgendwie bewältigte. Ob man dabei und danach kreuzunglücklich war, schlecht atmen konnte, das Wochenende regelmäßig im Bett verbrachte oder ständig Rückenschmerzen hatte, wurde wenig beachtet. Erst in den vergangenen Jahren ist eine Vorstellung von Gesundheit als etwas Umfänglichem, Ganzheitlichem entstanden, und mit ihr kam die psychische Gesundheit in den Blick und damit auch all die psychosomatischen Begleiterscheinungen einer gestressten Seele. Mittlerweile ist klar: Gesundheit ist, wenn alles gesund ist, Körper, Seele und Geist. Und dazu muss die Psychoneuroimmunologie stimmen, das haben wir in diesem Buch überdeutlich gesehen. Ein gutes Zusammenspiel von Seele, Nerven und Immunsystem ist die Grundlage von Gesundheit schlechthin. Das im Auge zu behalten und dieses Netzwerk zu schützen, ist somit zentral, um ein gesundes Leben zu führen.

Und wie macht man das?

Hab acht!

Solange man gesund ist, tauschen sich Immun- und Nervenzellen fruchtbar aus, gemeinsam sind sie auf der Hut und halten die Psyche und damit auch den Körper im Gleichgewicht. Wenn mit einem dieser wichtigen Teile im menschlichen Gesundheitssystem aber etwas nicht stimmt, droht es die anderen mit hinunterzureißen, Krankheit kann die Folge sein. Damit man gesund bleibt und rechtzeitig die Notbremse ziehen kann, muss einem deshalb zuallererst mal eines gelingen: Man muss merken, wenn etwas in die falsche Richtung geht. »Gerade unbewusste psychische Prozesse laufen aber oft unbemerkt im Inneren ab«, sagt der Psychoneuroimmunologe und Psychologe Christian Schubert. »Manch einer hat sich so sehr ans automatische Funktionieren gewöhnt, dass er selbst nicht mehr erkennen kann, wie schlecht es ihm wirklich geht. Der Schlüssel zur Selbstheilung liegt also zunächst in der Selbstwahrnehmung.«

Nur wenn man merkt, dass etwas nicht passt – sei es im Beruf oder zu Hause, in der Beziehung zum Partner, zu den Kindern oder Eltern –, kann man auch damit umgehen. »In vielen Fällen sind wir so automatisiert, wir nehmen das Leben gar nicht mehr richtig wahr«, sagt Schubert. »Wir müssen in uns hineinhören, um herauszufinden: Was brauchen wir denn wirklich in bestimmten Situationen? Wenn wir uns besser wahrnehmen und versuchen, einer Entfremdung von uns selbst entgegenzuwirken, können wir uns auch wieder besser schützen. Wir müssen nicht warten, bis uns eine Krankheit aus dem Verkehr zieht.«

Der erste Schritt zum wieder Gesundwerden beziehungsweise Gesundbleiben ist somit Selbstwahrnehmung. Aber natürlich sollte man dabei auch nicht jedes Signal des Körpers und jedes Unwohlsein überinterpretieren. »Nicht jeder, der mal eine Erkältung hat, braucht gleich eine Psychotherapie«, betont Schubert. Aber wenn jemand zu oft erkältet ist, könnte er oder sie sich mal fragen: Was ist da eigentlich los mit mir? Stimmt etwas mit meinem Immunsystem nicht? Oder ist vielleicht etwas in meinen Beziehungen nicht in Ordnung, sind wesentliche, emotional bedeutsame Aspekte meines Lebens nicht im Gleichgewicht?

Denn es ist ja so: Wann das eigene Leben und Verhalten ungesund wird, können einem andere Menschen schwerlich aufzeigen. Schließlich verläuft die rote Linie bei jedem woanders. Während der eine Mensch angesichts von zehn Notizen auf dem To-do-Zettel Sorgenfalten auf der Stirn entwickelt, läuft sich der andere damit erst warm und freut sich schon darauf, die nächsten zehn in Angriff zu nehmen. »Das Stressempfinden ist hochindividuell«, sagt der Psychiater Klaus Lieb, »das macht Selbstwahrnehmung und eigenständige Entscheidungen darüber, was zu viel ist, so wichtig.«

Auch die Ärztin und Psychosomatikerin Mirriam Prieß hebt die Bedeutung der individuellen psychischen Grenzen hervor, die jeder kennen sollte, um sich vor Überforderung zu schützen. Sie spricht von den vier Phasen auf dem Weg in die Erschöpfung (siehe S. 95): Da ist zunächst die Alarmphase, in der Stress zum Beispiel für Schlafstörungen und erste depressive Symptome sorgt. Dann folgt die Phase des Widerstands, in der man diese Anzeichen zu überwinden versucht. Daraufhin setzt die Erschöpfung ein und schließlich kulminiert all das in der Rückzugsphase, in der man Beziehungen kappt, bisher geliebte

Aktivitäten einstellt und damit sein Wesen und sein bisheriges Leben ein Stück weit aufgibt.

Spätestens dann ist die gesamte Psychoneuroimmunologie aus den Fugen geraten: Die Seele schreit aus Verzweiflung, man hat Angst, fühlt sich hilflos und überfordert, wird wahlweise aggressiv oder depressiv. Das Nervensystem versagt, man kann sich nicht mehr konzentrieren, das Gedächtnis lässt einen im Stich und man grübelt dauernd über Dinge, die sich in den Vordergrund drängen und die man lieber im Hintergrund wüsste. Das Immunsystem hat dann längst so viel Schaden genommen, dass man ständig auch körperlich krank ist, ein Infekt jagt den nächsten.

Auf dem Weg dahin machen viele Menschen einen fatalen Fehler, sagt Mirriam Prieß: Frühe Warnsignale werden in den Wind geschlagen, man hofft, dass es von selbst besser wird. Doch das ist nicht der Fall, denn: »Man muss aktiv gegensteuern.« Das Problem beginnt, wenn Menschen ihre Gefühle nicht beachten. Statt Ängste, Sorgen oder Druck zu ignorieren, sollte man anerkennen, dass es einem gerade nicht mehr so gut geht, wie es einem gehen sollte. Um diesen Moment nicht zu verpassen, muss man wachsam sein, so Prieß: »Im Grunde muss man im Dialog mit sich selbst bleiben.« Bin ich noch bei mir oder verlasse ich mich schon? Achte oder missachte ich mich? Und bekomme ich in meinen Anstrengungen auch Kraft zurück oder erschöpfe ich mich nur und andauernd? Auch Klaus Lieb betont: »Man muss sich so achtsam und aufmerksam behandeln, wie man das auch mit einem anderen geliebten Menschen machen würde.« Der Vorteil ist: Die Ratschläge, die man sich gibt, kann man auch gleich selbst befolgen.

Der gute alte »gesunde Lebensstil«

So vielfältig die Wege sind, auf denen das Netzwerk der Psychoneuroimmunologie uns gesund erhält, so vielfältig ist auch das Futter, das es braucht, um selbst gesund zu bleiben und seine Aufgabe gut meistern zu können. »So abgedroschen dieser Satz klingen mag«, sagt die Ärztin und Altersspezialistin Anja Kwetkat, »aber es ist wichtig, insgesamt einem gesunden Lebensstil zu folgen.« Einen ungesunden Lebensstil kann man nicht nur an den Blutfettwerten und einer schlechten Haut ablesen, sondern auch am Immunsystem. »Je besser der allgemeine Zustand unseres Körpers ist, desto stärker sind auch unsere Abwehrkräfte«, sagt Kwetkat.

Mit dem gesunden Lebensstil sollte man möglichst schon in jüngeren Jahren anfangen. Man altert sonst einfach schlecht. Vieles lässt sich zwar auch wieder geradebiegen, wie man zum Beispiel von der massiven Attacke des Rauchens auf die Gesundheit weiß: Jahrzehnte, nachdem man mit dem Rauchen aufgehört hat, sind Folgen des Rauchens in der Lunge tatsächlich nicht mehr nachzuweisen. Aber im Immunsystem sind viele Alterungsprozesse nicht mehr rückgängig zu machen, weil die frischen, naiven Immunzellen nun einmal nicht nachgebildet werden, wenn sie einmal verbraucht sind.

Das Altern macht also vor dem Immunsystem nicht halt. Aber wie viel Tribut es fordert, ist hier ebenso individuell wie im Rest des Körpers. Wie alt das Immunsystem ist, hängt keineswegs direkt vom Lebensalter eines Menschen ab. Jeder Mensch hat vielmehr ein biologisches Alter, das wenig mit dem Geburtsdatum zu tun hat, und dieses Alter spiegelt sich auch im Zustand des Immunsystems wider. Es gibt sie also, die 80-Jährige mit dem Immunsystem einer 50-Jährigen und auch den 40-Jährigen, dessen Immunsystem schon auf ein sehr langes Leben zurückzublicken scheint.

Was also muss man tun, um biologisch jung zu bleiben? Bewegung, frische Luft, ausgewogene Ernährung, Finger weg von Drogen, auch von legalen: Manche Teile der Rundum-Gesund-Formel, die sich aus der Psychoneuroimmunologie ergibt, sind gewiss schon bekannt. Aber wenn man sich mit der Psychoneuroimmunologie beschäftigt, versteht man erst so richtig, wieso all diese Dinge wichtig sind.

Stressbremse Bewegung

Das Immunsystem ist selbst ständig in Bewegung. Anders als andere Organe liegt es nicht gemütlich an einem festen Ort, sonst könnte es gar nicht auf den Körper aufpassen. »Ein immobiles Immunsystem wäre nahezu nutzlos«, sagt der Immunologe Carsten Watzl, »um gut zu arbeiten, muss das Immunsystem im ganzen Körper unterwegs sein.« Die Konsequenz ist: Auch dieser Körper muss sich bewegen, damit das klappen kann. »Die Zellen des Immunsystems sind ja im Blut und in der Lymphflüssigkeit«, erklärt Watzl. Während das Blut vom Herzen durch die Adern gepumpt wird, ist die Lymphe vor allem dann in Bewegung, wenn es auch der Mensch ist. »Durch die Muskelbewegung bewegt sich die Lymphe mit«, sagt Watzl. »Regelmäßige Bewegung hilft dem Immunsystem also.«

Aber welche Art der Bewegung muss das sein? Immer wieder zeigen Studien, dass es sinnvoll ist, nicht nur Herz und Kreislauf zu trainieren, sondern auch ein paar kräftigende

Übungen in seinen Trainingsplan mit einzubauen. Beim Joggen zwischendurch zum Beispiel ein paar Beinpressen und Squats einlegen (so heißen Kniebeugen heute) oder mit kleinen Hanteln laufen. Denn wenn man solche Aufgaben bewältigt, werden besonders viele Glückshormone ausgeschüttet. Frauen, die Krafttraining machen, entwickeln wohl auch deshalb weniger leicht eine Depression, zeigte eine Übersichtsarbeit über alle wissenschaftliche Literatur im Jahr 2018.

»Training ist eine extrem gute Strategie, um weniger anfällig für Krankheiten zu sein«, sagt der Biologieprofessor David Nieman von der Appalachian State University, der sich seit Jahrzehnten mit den Zusammenhängen von Bewegung, Psyche und Immunsystem beschäftigt. Nieman hat vor gut zehn Jahren eine viel zitierte Studie publiziert, in der er zeigen konnte, dass moderates Training die Zahl von Erkältungen reduziert. Dazu haben er und seine Kollegen mehr als 1000 Erwachsene aus North Carolina drei Monate lang beobachtet und befragt. Sie erfassten ihren Lebensstil – inklusive ihrer Ernährung, ihrer Bewegung und der Menge Stress, die sie so hatten –, aber auch, wie häufig sie Atemwegserkrankungen bekamen und wie schwer diese verliefen. »Der Faktor, der die Infektionen am stärksten beeinflusste, war körperliche Aktivität«, sagt Nieman. Diejenigen, die sich an fünf oder mehr Tagen in der Woche bewegten, hatten ein um 43 Prozent reduziertes Risiko im Vergleich zu jenen, die im Durchschnitt seltener als einmal pro Woche in Wallung kamen. Selbst ein bisschen Bewegung, auch wenn es nur 20 Minuten am Tag waren, machte einen Unterschied. Optimal wären laut der Weltgesundheitsorganisation pro Woche zweieinhalb bis fünf Stunden halbwegs anstrengende Bewegung oder mindestens 75 Minuten intensiver Ausdauersport.

Das lässt sich auch im Blut ablesen: »Eine bessere Fitness geht nicht nur mit einer besseren Immunantwort auf Impfungen einher, sondern auch mit weniger chronischen Entzündungen im Körper und verbesserten Immunmarkern«, sagt Richard J. Simpson, Professor in der Abteilung für Ernährungswissenschaften und Immunbiologie an der University of Arizona, wo er sich mit dem Einfluss von Altern, Stress und Training auf das Immunsystem beschäftigt. Außerdem verbessert sich die Immunfunktion bei verschiedenen Erkrankungen – von Herzerkrankungen über Diabetes und kognitive sowie psychische Einschränkungen bis hin zu Übergewicht. Denn bei all diesen Erkrankungen liegt eine chronische Entzündung im Körper vor, das Immunsystem befindet sich durch die Überproduktion von Cortisol in einem fehlgeleiteten, dauerhaften Entzündungszustand.

Sport und Bewegung gehören heute zur Behandlung von Depressionen dazu. Nicht ohne Grund, denn aus unzähligen Studien ist bekannt, wie wichtig es ist, in Aktion zu kommen. Beides ist auch von großer Bedeutung fürs Immunsystem. Durch Sport sinkt der Cortisolspiegel im Blut. Regelmäßige körperliche Aktivität stärkt somit das Immunsystem. »Jede Trainingseinheit mobilisiert sofort Milliarden Immunzellen«, sagt Richard Simpson – vor allem solche, die in der Lage sind, infizierte Zellen zu erkennen und zu vernichten und die außer Kontrolle geratenen Immunzellen zu beruhigen. Auch sinken die Spiegel an proinflammatorischen, entzündungsfördernden Immunbotenstoffen.

Das funktioniert aber natürlich nur, wenn der Sport nicht selbst zum Stress wird. »Ich beobachte mit einiger Sorge, dass sich viele Menschen die Freizeit zum Stressor machen«, sagt Klaus Lieb. Da geht man nicht ein paar Kilometer um den kleinen See joggen, sondern es muss der Halbmarathon in der Wüste sein. Das ist nicht nur für den Geist ein Problem, der bei solchen Ansprüchen wieder unter Druck gerät, sondern auch für den Körper.

Ein Marathon muss wirklich nicht sein

Auf Höchstleistungen kommt es bei all dem ohnehin nicht an. »Spitzenbelastungen wie ein Marathonlauf unterdrücken das Immunsystem sogar, bei Hochleistungssportlern sind die Abwehrkräfte häufig geschwächt«, sagt Carsten Watzl. Einer der Gründe dafür: Beim Ausdauersport werden jede Menge Kalorien verbrannt. Das Immunsystem benötigt aber selbst viel Energie. »Wenn man alle Zellen zusammennimmt, ist das Immunsystem ein riesiges Organ, es braucht Energie, um es am Laufen zu halten«, sagt Watzl. Wie das Gehirn leidet es deshalb besonders schnell unter Energiemangel. »Wenn Menschen stark unter- oder fehlernährt sind, sterben sie in der Regel nicht an dem Mangel an Energie, sondern daran, dass das Immunsystem nicht mehr richtig funktioniert. Es wehrt Infekte nicht mehr gut ab, also sterben unterernährte Menschen meist an einer Infektion, nicht am Hunger per se.«

Nach intensivem Sport haben Krankheitserreger leichtes Spiel, das ist weithin bekannt. So kann man sich nach einem harten Training schnell eine Erkältung zuziehen. Athleten sind nach einem Marathon besonders anfällig für Infekte, nicht nur für grippale, sondern auch für Harnwegsinfekte oder Durchfall. In der Fachwelt ist das Phänomen als »Open Window« bekannt: Direkt nach der Anstrengung gibt es quasi ein offenes Fenster in den Körper, durch das Viren eindringen und ihn krank machen können, weil der Körper beim Sport die berühmten Stresshormone ausschüttet – Adrenalin und Noradrenalin ebenso wie Cortisol. Das führt zu einer Aktivierung von Immunzellen, die gleich nach dem Sport ins Gegenteil umschlägt, da machen die Immunzellen dann erst mal Pause. Vor allem ist die Zahl der Natürlichen Killerzellen reduziert. Außerdem kann es durch ein intensives körperliches Training zu kleinen Zellschädigungen an der Muskulatur und im Bindegewebe kommen. Diese provozieren wiederum eine Entzündungsantwort des Immunsystems; chronische Entzündungen im Körper, die zu so vielen Krankheiten beitragen, werden so befördert statt eingedämmt, wie man es sich von der Bewegung eigentlich erhofft.

Wie lange das Fenster offen steht? Es kann für drei Stunden, aber auch für drei Tage geöffnet sein – abhängig davon, wie gut das Immunsystem drauf ist, wie groß der Stress insgesamt ist, und natürlich auch davon, wie sehr man sich angestrengt oder gar überanstrengt hat. Krankheitserreger haben dann ein leichtes Spiel. Dem kann man entgegenwirken, indem man es nicht übertreibt.

Besser für das Immunsystem und die Kontrolle der ungewollten Entzündungsprozesse im Körper sei es daher, statt exzessiven Sport zu betreiben an mehreren Tagen pro Woche moderat zu trainieren oder Bewegung fest in den Alltag einzubauen, empfiehlt Carsten Watzl. Mit dem Fahrrad zur Arbeit fahren, immer die Treppe und nie den Aufzug nehmen – »das reicht meistens schon«.

Sport als Antidepressivum

Sport in Maßen wirkt sich zudem positiv auf das Selbstbewusstsein aus. Deshalb hat Bewegung auch den Effekt eines Antidepressivums: Wenn Mäuse in Studien Zugang zu Hamsterrädern hatten und in ihren Käfigen durch geheimnisvolle Gänge stromern konnten, wurden sie im Vergleich zu Mäusen, denen keine Trainingsmöglichkeiten zur Verfügung standen, stressresistenter.

»Training verhindert Stress nicht, aber es hilft dem Körper und dem Geist, besser damit umzugehen«, sagt Gro Falkener Bertheussen, Professorin für Neuromedizin und Bewegungswissenschaften an der Norwegischen Universität für Wissenschaft und Technologie in Trondheim. Sie hat gemeinsam mit Kollegen vor über zehn Jahren eine viel beachtete Studie publiziert, für die das Team 5000 Menschen begleitet hat. Es zeigte sich, dass selbst ein bisschen Sport nicht nur die körperliche, sondern auch die geistige Gesundheit beförderte. Wer sich regelmäßig bewegte, hatte eine bessere Stimmung, fühlte sich stärker energiegeladen und zeigte weniger depressive Symptome. Sport kann auch dazu beitragen, bereits bestehende mentale Probleme zu verbessern – depressive Symptome ebenso wie Ängste.

Weshalb frische Luft so gesund ist

Am besten sollte man sich an der frischen Luft bewegen, heißt es immer. Weshalb eigentlich? Weil Training draußen ein viel besseres Training für das Immunsystem ist. Draußen zu sein bedeutet Abwechslung für die Immunzellen. Sie müssen sich mit anderen Stoffen auseinandersetzen als jenen, die sie immer wieder in den Sofakissen und Bettfedern antreffen, so bleiben sie auf der Hut. »Wenn immer nur die gleiche Keimumwelt da ist, wird das Immunsystem träge und weniger schlagkräftig«, sagt Ingo Froböse, Professor am Institut für Bewegungstherapie der Deutschen Sporthochschule in Köln.

Zudem regen die Temperaturunterschiede im Freien und der Wind das Immunsystem an. Wer draußen unterwegs ist, produziert mehr körpereigene Hormone wie Dopamin und Serotonin. Auch das Licht selbst wirkt sich positiv auf den Hormonhaushalt, das Gefühlsleben und das Stresslevel aus. Und es regt die Bildung von Vitamin D an, welches unerlässlich für eine gute Funktion des Immunsystems ist. Außerdem trocknet die frische Luft anders als die geheizte Luft in Innenräumen die Schleimhäute nicht so aus – jene Barriere zur Außenwelt also, die Bakterien und Viren nur abhalten kann, wenn sie intakt ist. »Wenn es also immer heißt, dass Kinder im Freien spielen sollen und man auch selbst besser an der frischen Luft als im Fitnessstudio trainieren sollte«, sagt der Immunologe Carsten Watzl, »dann ist das in jedem Fall die richtige Empfehlung für das Immunsystem.«

Immungesunde Ernährung

Vitamin D also: Das gibt es doch auch als Tabletten? Der Markt der Nahrungsergänzungsmittel ist riesig. Pillen mit den verschiedensten Vitaminen, mit Zink, Magnesium oder Selen – wenn man die Reklame der Hersteller von Nahrungsergänzungsmitteln liest, möchte man am liebsten all das täglich einwerfen. Denn der Werbung zufolge braucht das Immunsystem all diese Dinge, um vernünftig arbeiten zu können. Tatsächlich haben zahlreiche solcher Zusätze in Laborstudien positive Auswirkungen auf das Immunsystem gezeigt, sie wirken immunstimulierend, entzündungshemmend oder sogar antibiotisch. Und dass man Vitamine und Spurenelemente unbedingt braucht, wenn man gesund bleiben will, ist auch keine Frage. »Es ist aber besser, die wichtigen Inhaltsstoffe von Lebensmitteln auch durch Lebensmittel zu sich zu nehmen und nicht in Pillenform«, sagt die Psychoneuroimmunologin Eva Peters. Das Geld für Nahrungsergänzungsmittel oder Probiotika könne man sich dann sparen: »Die künstliche Zusammenstellung von Stoffen kann nie mit der Natur mithalten.« Das lässt sich auch durch Studien belegen, weiß Anja Kwetkat: Nährstoffe werden vom Körper meist besser aufgenommen, wenn sie nicht aus Präparaten, sondern aus natürlichen Nahrungsmitteln stammen.

Zudem können Nahrungszusätze auch Nebenwirkungen haben. Berühmt ist das Beispiel der Vitamine B6 und B12, die bei Rauchern das Risiko für Lungenkrebs sogar befördern. Auch hochdosiertes Vitamin C kann schaden.

Experten raten deshalb zu ausgewogener Ernährung statt Tabletten. Denn es kommt auf die Mischung an. »Es gibt keinen einzelnen Nähr- oder Wirkstoff, dessen Einnahme die Funktion des Immunsystems zuverlässig verbessert«, betont Anja Kwetkat. Stattdessen sollte man auf gesundes Essen achten, um dem Organismus alle benötigten Nährstoffe zu liefern und ihn nicht durch ein Übermaß an Zucker und Fetten oder schlicht durch zu große Nahrungsmengen zu belasten. David Nieman sagt: »Was man isst oder trinkt, ist eine der wichtigsten Entscheidungen, die man im Leben für seine Gesundheit trifft.«

Nur wenn ein echter Mangel an einem Nährstoff besteht, kann eine Tablette sinnvoll sein, so Anja Kwetkat. So kann bei nachgewiesenem Vitamin-D-Mangel ein Vitamin-D-Zusatz helfen, dass man weniger Infekte hat.

Vor allem ältere Menschen sollten ihren Vitamin-D-Spiegel im Auge behalten, denn sie brauchen besonders viel von diesem Vitamin, weil ihr Körper diesen Stoff nicht mehr so schnell bilden kann wie in jungen Jahren. Am besten sei es aber auch hier, diesen Mangel durch gesunde Ernährung und Spaziergänge in der Sonne auszugleichen, sagt Kwetkat.

Für die Ernährung bedeutet all das: Man sollte regionale und saisonale Lebensmittel bevorzugen und auch Produkte untermischen, die Bakterien enthalten, mit denen das Immunsystem üben kann. »Sauerkraut, Rohmilch und ein Apfel direkt vom Baum sind super Sparringspartner für das Immunsystem«, sagt Eva Peters. Das hilft vor allem, wenn man Antibiotika eingenommen hat. Denn die bakterientötenden Medikamente verringern die Bakterienvielfalt der Darmflora.

Die Harvard University empfiehlt vor allem die mediterrane Ernährung mit ihren vielen verschiedenen Gemüsen, dem Olivenöl und reichlich Fisch. »Studien zeigen, dass diese Ernährungsweise vor Krankheiten schützt, die mit chronischen Entzündungen im Körper einhergehen, wie Herz-Kreislauf-Erkrankungen, das Metabolische Syndrom und Typ-2-Diabetes«, schreibt der Rheumatologe Robert Shmerling in einem Report. Dem zufolge sind Zwiebeln eine Quelle entzündungshemmender Polyphenole, Lycopin aus Tomaten kann ebenfalls Entzündungen unterdrücken und die ungesättigten Omega-3-Fettsäuren des Olivenöls stoppen die Zytokinproduktion, die entscheidend ist für Entzündungsprozesse. »Weil Omega-3-Fettsäuren die Blut-Hirn-Schranke überwinden können, könnten sie auch solche Entzündungsprozesse unterbinden, die mit der Alzheimer-Erkrankung in Zusammenhang stehen«, so Shmerling.

Ungesundes Essen wie Kohlenhydrate aus weißem Mehl, gebratenes Essen, Limonaden sowie rotes und verarbeitetes Fleisch führen direkt zu unerwünschten entzündlichen Prozessen im Körper. »Ein Grund für diesen Einfluss liegt im Darm«, sagt Shmerling. Die Verdauungsbakterien können Chemikalien produzieren, die Entzündungen befördern oder bremsen. Welche Bakterien im Darm unterwegs sind, hängt aber davon ab, wie man sie füttert. »Einige Lebensmittel stoßen das Wachstum jener Bakterien an, die Entzündungsprozesse befördern, während andere solche Bakterien zum Wachstum anregen, die Entzündungen abklingen lassen.« Zu den guten Nahrungsmitteln zählen die schon erwähnten »lebendigen Lebensmittel« mit ihren Bakterien wie Sauerkraut, Kimchi, Kefir, Miso und Joghurt. Aber auch die präbiotischen wie Zwiebeln, Bananen, Knoblauch, Sojabohnen, Lauch und Hafer.

Auch bestimmte Gewürze können dazu beitragen, dass weniger Entzündungsstoffe im Körper entstehen«, erklärt Birgit Terjung, Chefärztin für Gastroenterologie am St.-Josef-Hospital in Bonn. Sie empfiehlt Ingwer, Curry, Kurkuma, Kümmel und Knoblauch.

Besonderes Augenmerk verdienen zudem die bunten Pflanzenfarbstoffe, die vor allem in Beeren, aber auch in schwarzem und grünem Tee sowie in Weintrauben, Äpfeln und verschiedenen Gemüsen wie Brokkoli, Grünkohl, Rotkohl, Karotten, Tomaten und Salat für Farbe sorgen. Wie wichtig diese sekundären Pflanzenstoffe für den gesamten Organismus sind, wird immer deutlicher. In David Niemans Studie halfen die enthaltenen Flavanole und Flavonoide gegen Infekte. Mittlerweile aber zeigt sich, dass in dem farbenfrohen Miteinander eines Obstsalats offenbar auch ein Rezept gegen geistigen Abbau steckt. Einer aktuellen Untersuchung der Columbia University in New York zufolge können Pflanzenfarbstoffe vor geistigem Verfall im Alter schützen. Und bei denjenigen Menschen, die besonders wenig davon mit der Nahrung aufnahmen, verbesserten sich die Gedächtnisleistungen wieder, wenn sie Flavonoide zumindest in Pillenform zu sich nahmen. Schon früher hatten Studien etwa aus Harvard gezeigt, dass Menschen, die in ihrem Alltag eine vorbildliche Tee-, Apfel- und Beerenaufnahme an den Tag legten, ein um 20 Prozent geringeres Risiko für eine Demenz im Vergleich zu solchen Personen hatten, die am wenigsten von den Pflanzenfarbstoffen verzehrten. Die Bedeutung von Obst und Gemüse für die Gesundheit ist mittlerweile so klar belegt, dass die Deutsche Gesellschaft für Ernährung jedem Erwachsenen täglich den Verzehr von 650 Gramm Obst und Gemüse empfiehlt. 1986 hatte sie noch gedacht, dass 250 Gramm ausreichen. Aber das erwies sich bald als Trugschluss. »Zunehmende Erkenntnisse über die Bedeutung sekundärer Pflanzenstoffe stützen die bisherige Empfehlung, den Obst- und Gemüseverzehr zu steigern«, räumte sie zerknirscht ein.

Aus der Zusammenschau aller Forschungsarbeiten zum Thema sei mittlerweile klar zu folgern, dass Flavonoide zur

Prävention von demenziellen Erkrankungen taugen, sagt Bernhard Watzl, der bis zu seiner Emeritierung am Bundesinstitut für Ernährung, dem Max Rubner-Institut, die Auswirkungen der Pflanzenfarbstoffe erforscht hat. Verstanden wird auch immer besser, wie die Flavonoide wirken. Früher ging man davon aus, dass ihr Effekt vor allem darauf beruht, dass sie als Antioxidantien aggressive Moleküle, sogenannte freie Radikale, im Körper abfangen. Doch mittlerweile zeigen sich andere Mechanismen: Offenbar erhöhen die Flavonoide den Blutfluss im Hippocampus – jener Hirnregion, die beim Abbau von geistigen Fähigkeiten im Alter nicht gerade eine positive Rolle spielt. Auch außerhalb des Gehirns tun sie viel Gutes. So haben Flavonoide einen positiven Einfluss auf die Herzgesundheit und scheinen auch die Gebrechlichkeit zu mindern.

Mindful Living

Mit guter Ernährung kann man sich also fit gegen die Unbill des Lebens machen. Das Dumme ist nur, das Stress uns nicht gerade gesünder leben lässt. Er hat einen großen und eher unfreundlichen Einfluss auf die Essgewohnheiten. In akuten Stresssituationen, etwa nach einem Unfall oder bei Liebeskummer, kann Stress einem den Appetit verderben. Denn im Gehirn laufen bei solchem akuten Stress – ähnlich wie bei der Begegnung mit dem viel zitierten Säbelzahntiger – die Prozesse der »Kämpfe oder flieh«-Reaktion ab. Sie sorgen dafür, dass der Hunger unterdrückt wird. Schließlich wäre es keine gute Idee, angesichts feindseliger Angreifer in Menschen- oder Tigerform erst noch einen kleinen Snack einnehmen zu wollen, bevor man sich aufmacht, sein Leben zu retten.

Chronischer Stress aber hat den gegenteiligen Effekt: Die ständigen hohen Cortisoldosen regen den Appetit an. Übergewicht aber ist nicht nur schlecht für die Knochen und Gelenke. Das Fettgewebe produziert, wie wir schon gesehen haben (vgl. Kapitel 4), zudem Hormone und Immunbotenstoffe – Fachleute sprechen wegen der Verbindung zur Adipositas, dem krankhaften Übergewicht, auch von »Adipozytokinen«. Damit trägt das Fettgewebe zu einer ständigen chronischen Entzündung bei. Auch deshalb ist Übergewicht ein wesentlicher Risikofaktor bei Herzerkrankungen, Diabetes und anderen Stoffwechselerkrankungen.

Für Stressessen und Gewichtszunahme in herausfordernden Lebenswochen sind Frauen einer finnischen Studie zufolge empfänglicher. Die männliche Strategie ist allerdings keineswegs gesünder: Männer im Stress suchen ihr Heil eher in Drogen: Sie rauchen dann vermehrt und greifen zum Alkohol.

Beides ist in jedem Fall noch erheblich schlimmer fürs Immunsystem als Übergewicht. Mehr als ein alkoholisches Getränk pro Tag kann dem Immunsystem von Frauen nachhaltig schaden, mehr als zwei Getränke dem von Männern. Das Gleiche gilt fürs Rauchen, das neben seinem Beitrag zu Krebs sowie Herz- und Lungenerkrankungen auch chronische Entzündungsprozesse im Körper befördert. Das lässt sich an den hohen Spiegeln zahlreicher Zytokine im Blut von Rauchern erkennen. »Obwohl Zigarettenrauch Immunreaktionen insgesamt befördert, beeinträchtigt es die angeborene Immunantwort, die man braucht, um Infektionen und Krebs abzuwehren«, sagt Robert Shmerling. Auch aus diesem Grund bekommen Raucher wahrscheinlich häufiger Tuberkulose, Grippe und Lungenentzündung – und nicht nur wegen des durch den Rauch gequälten Lungengewebes an sich.

Die Folgen des derangierten Immunsystems sind jedenfalls bei Menschen, die rauchen oder trinken, an der erhöhten Infektanfälligkeit zu erkennen. Die gute Nachricht aber ist: »Wer mit dem Trinken oder Rauchen aufhört, kann sein Infektionsrisiko wieder senken«, sagt der Altersforscher Eric Klopack von der University of Southern California – und zwar schon innerhalb einiger Wochen. Einer seiner Studien zur Alterung des Immunsystems zufolge ließ Rauchen oder Trinken die Immunzellen der Probanden dermaßen alt aussehen, dass dies alle anderen negativen Einflüsse in den Schatten stellte. »Es kann sehr effektiv sein, von diesen ungesunden Gewohnheiten zu lassen«, sagt Klopack.

Nur wie? Wie man am besten von Suchtmitteln loskommt, ist eine lange Geschichte. Die Forschung zur Tabakentwöhnung sagt: Man muss es vor allem wirklich wollen. Die Entscheidung zu fällen, mit dem Rauchen aufzuhören, und es dann von einem auf den anderen Tag auch umzusetzen, ist demnach zielführender, als Nikotinpflaster zu kleben oder Rauchentwöhnungsmedikamente zu schlucken. Der Geist macht die Sucht, und er kann ihr auch am effektivsten entsagen. Beim Alkohol helfen klare Regeln, zumindest nicht in eine allzu große Gewöhnung und soziale Abhängigkeit zu geraten. Nur abends zu trinken oder, besser noch, nur am Wochenende kann so eine Regel sein, sagt Jakob Manthey, Experte für Alkoholprävention am Universitätsklinikum Hamburg-Eppendorf. Das gilt aber natürlich nur, solange man nicht wirklich abhängig ist, dann braucht man professionelle Hilfe.

Auch gegen das Stressessen hilft der Geist. Expertinnen wie die Psychologin Petra Warschburger, Leiterin des Patienten-Trainings- und Beratungszentrums an der Universität Potsdam, empfehlen »Mindful Eating«, also Achtsamkeit beim

Essen. In Stressphasen schlingen wir unser Essen oft runter. Wir sehen es nicht einmal an und schmecken auch gar nicht mehr richtig hin. Der Akt des Essens wird zu etwas Beiläufigem, es geschieht häufig nebenbei am Computer oder während man zu einem Termin hetzt. Und weil man so schnell isst, kommt das Sättigungsgefühl gar nicht hinterher. Man stopft gleich weiter in sich rein.

Die Lösung ist es, sich zunächst einmal bewusst zu machen, dass man isst und was man isst: Langsam essen lautet die Devise gegen das Stressessen, möglichst jeden Bissen genießen. Währenddessen nur an das Essen denken. Erst einen Bissen runterschlucken, bevor man den nächsten Happen auf die Gabel tut. Und für härtere Fälle, denen das noch nicht genügt: an den Aufwand denken, den es gekostet hat, diese Mahlzeit zuzubereiten und das Essen zu produzieren.

Nur nebenbei erwähnt: Natürlich gehört es auch zu einer ausgewogenen und guten Ernährung, genügend zu trinken. Am besten Wasser. Zweiter Platz: ungesüßten Tee. Ältere Menschen brauchen nicht mehr zu trinken als jüngere, sagt die Altersforscherin Anja Kwetkat, »aber sie verspüren oft weniger Durst.« Wenn sie deswegen zu wenig trinken, trocknen die Schleimhäute aus, das erleichtert das Eindringen von Krankheitserregern. »Es ist daher wichtig, genug Flüssigkeit aufzunehmen«, sagt Kwetkat.

Schlaf als Immun-Booster

Zu wenig Schlaf macht dick, dumm und krank. Das ist ein oft zitierter Spruch des bekannten deutschen Schlafforschers Jürgen Zulley. Zu wenig Schlaf macht aber auch depressiv und immunschwach. »Unsere Körperabwehr arbeitet wirkungsvoller, wenn der Organismus genug Ruhe hat«, sagt Carsten Watzl. »Das Immunsystem braucht Ruhepausen, es muss sich erholen, um wieder gut arbeiten zu können.« Das liegt schon in seiner Natur: Wenn etwas aktiviert werden muss, um schlagkräftig zu sein, dann muss es zwischendurch auch wieder inaktiv sein, sonst kann ein solches System nicht funktionieren.

So ist Schlafmangel mit chronischen Entzündungsprozessen verbunden. Und wahrscheinlich sind sie es, die das bekannte Risiko für Herz-Kreislauf-Erkrankungen, Bluthochdruck, Übergewicht, Konzentrations- und Gedächtnisprobleme sowie Diabetes bei zu wenig Schlaf befördern. Sieben Stunden Schlaf pro Nacht sollten es schon sein, doch die meisten Deutschen bekommen unter der Woche weniger. »Dabei kann schon eine einzige Nacht mit zu wenig Schlaf unerwünschte Immunreaktionen anstoßen«, sagt Robert Shmerling. Interessanterweise haben aber auch Menschen, die zu lange schlafen – also mehr als neun Stunden pro Nacht – hohe Spiegel an Entzündungsmolekülen im Blut.

Es ist also wichtig, in eine gute Schlafroutine zu gelangen, möglichst immer zur selben Zeit ins Bett zu gehen und nach frühestens sieben Stunden zur möglichst immer selben Zeit wieder aufzustehen. Die ständige Verfügbarkeit von elektrischem Licht, das Einschlafprobleme befördernde blaue Licht von Handy- und Computerbildschirmen und Stress machen die Sache allerdings nicht leichter. Man sollte mindestens eine halbe Stunde vor dem Zubettgehen nicht mehr auf ein Display starren, das Handy aus dem Schlafzimmer verbannen und für Ruhe sowie kühle Temperaturen sorgen. Das Immunsystem wird einen Smiley schicken.

Training für den Geist

Man kann das Immunsystem trainieren, aber auch die Seele und den Geist. Das wirkt gleich doppelt, denn der Geist formt die Antwort des Immunsystems auf Stress. Er ist es ja, der die Stressreaktion mit Hilfe des Nervensystems umsetzt. Deshalb ist es äußerst hilfreich, wenn man seinen Geist darin übt, gelassener mit Stress umzugehen.

Nun ist der Geist leider auch nicht immer so leicht in den Griff zu kriegen. Er beschäftigt sich oft den lieben langen Tag mit Krisen und Kritik, hält sich bei den unangenehmen Ereignissen des Lebens auf, übt sich in Selbstzweifel, Angst und Traurigkeit. Und meistens tut er das, ohne dass man ihn dazu eingeladen hätte, manchmal sogar nachts, wenn man eigentlich schlafen will. Den Geist mal zum Schweigen zu bringen, damit plagen sich viele Menschen - oft genug ohne anhaltenden Erfolg.

Weil das aber offenbar ein altes Thema der Menschheit ist, wurden zur Kontrolle des so widerspenstigen Geistes schon vor Jahrtausenden Techniken wie Meditation und Yoga entwickelt - und sie funktionieren extrem gut, wenn man sich auf sie einlässt. Die Beziehung zwischen chronischem Stress und Immunsystem ist eine wechselseitige, wie wir gesehen haben. So sehr der chronische Stress das Immunsystem mit all seinen Zellen und Botenstoffen durcheinanderwirbelt, so sehr passiert eben auch das Umgekehrte: Stressabbau verbessert die Immunfunktion. Wie man am besten Stress abbaut, ist genauso individuell wie die Vorliebe für Essen oder Menschen. Aber die Wissenschaft hat klare Empfehlungen an der Hand:

Entspannungstechniken wurden längst durch umfangreiche Studien geadelt, auch in solchen zur Psychoneuroimmunologie.

»Zahlreiche Untersuchungen haben gezeigt, dass das regelmäßige Praktizieren von Entspannungsverfahren eine positive Wirkung auf die Abwehrkräfte des Körpers hat«, sagt Eva Peters. Ob man Yoga, autogenes Training oder Progressive Muskelentspannung nach Jacobson macht, ist dabei weniger wichtig, entscheidend ist einfach, aus dem Hamsterrad herauszuhüpfen, zu sich selbst zu kommen und mal durchzuatmen. »Wenn man ausreichend oft trainiert, Entspannung körperlich spürbar ankommen zu lassen, wird das Immunsystem wieder ins Gleichgewicht zurückgeführt«, so Peters. Es ist dann also wieder in der Lage, flexibel auf verschiedene Herausforderungen zu reagieren – Wunden ebenso gut zu schließen wie Viren den Garaus zu machen. Übung ist dabei von Vorteil, Peters nennt das eine »Dosis-Wirkungs-Sache«. »Je besser man eine Entspannungstechnik gelernt hat und je regelmäßiger man sie anwendet, desto eher wirkt sie.«

Tatsächlich lässt sich der Einfluss der Entspannungsübungen auf das Immunsystem genauso messen wie der von Stress: Der ungesunde Shift von den Typ1-T-Helferzellen zu den Typ2-T-Helferzellen wird rückgängig gemacht, Immunzellen werden aktiver, entzündungshemmende Botenstoffe verstärkt ausgeschüttet. Das hat spürbare Auswirkungen auf die Immungesundheit: Wunden heilen wieder schneller und das Immunsystem setzt sich besser gegen Eindringlinge zur Wehr. In der Praxis hat sich auch gezeigt, dass die negativen Folgen durch die Übermacht der Typ2-T-Helferzellen – Allergien und Autoimmunerkrankungen – wieder zurückgehen. Das Erlernen einer Entspannungsübung kann Allergikern das Leben leichter machen, wie Studien belegen: Asthmakranke erleiden seltener

Attacken, die Haut von Neurodermitis-Patienten bessert sich, und auch Heuschnupfengeplagte profitieren von gezielter Entspannung.

Entspannung also mindert den Schaden, den Stress anrichtet, und sie macht das Immunsystem fitter. So bildeten Menschen, die einen Achtsamkeitskurs absolviert hatten, nach einer Grippeschutzimpfung mehr Antikörper als eine Kontrollgruppe ohne Achtsamkeitsschulung. In einer Übersichtsarbeit fasste ein Team um Michaela Pascoe vom Peter MacCallum Cancer Centre in Melbourne und von der Victoria University die wichtigsten Ergebnisse von Achtsamkeitsmeditation zusammen: Es kommt zu einer positiven Entwicklung der Cortisolwerte, die Ruhefrequenz des Herzens verbessert sich und der Entzündungsmarker CRP wird abgebaut. Außerdem wird im Nervensystem der Sympathikus beruhigt und der Parasympathikus angeregt.

Wie nachhaltig Entspannungstechniken sind, zeigten Forschende aus Virginia, Ohio und Pennsylvania vor ein paar Jahren mit der Hilfe von 35 Frauen und Männern, die arbeitslos geworden waren und deshalb unter enormem Stress standen. Eine Kündigung ist ohnehin eine der größten Attacken auf unsere seelische Gesundheit, aber in den USA bedeutet Arbeitslosigkeit angesichts der fehlenden Sozialversicherung nun einmal auch einen gewaltigen Schritt Richtung Armut.

Alle 35 Probandinnen und Probanden nahmen an Stretchübungen teil, nur die Hälfte wurde auch in Achtsamkeitsmeditation geschult. Nach drei Tagen fühlten sich alle 35 Männer und Frauen besser als vor Beginn der Studie, sie konnten mit dem Stress ihrer Arbeitslosigkeit besser umgehen. Aufnahmen ihrer Gehirne zeigten aber deutliche Unterschiede zwischen den beiden Gruppen. Diejenigen, die meditierten, hatten mehr

Aktivität in jenen Bereichen ihres Gehirns, die stressbezogene Reaktionen verarbeiten, und in jenen, die dafür sorgen, dass man ruhiger wird und sich besser konzentriert. Vier Monate später hatten jene, die meditierten, deutlich niedrigere Spiegel von ungesunden Entzündungsreaktionen in ihrem Blut.

Die Kraft der Pause

Auch nach Übungen in Achtsamkeit, nach Meditation und Yoga ist der Stress natürlich noch da. Das Scheidungsverfahren läuft weiter, die alte Mutter ist immer noch dement, man macht sich Sorgen um den Sohn, der zu oft hascht. Aber immerhin, der Stress hat eine Pause gemacht. »Die Kraft einer solchen Pause kann man gar nicht überschätzen«, sagt der Psychiater Klaus Lieb.

Das ist wie beim Sport: Athleten kennen den Wert der Trainingspause. Wer immer und immer weiter trainiert, wird anfällig für Verletzungen. An den Tagen, an denen man mal lockerlässt, regenerieren sich die müden Muskeln, am darauffolgenden Tag sind sie dann stärker als zuvor. »Der Geist ist da wie ein Muskel«, sagt Klaus Lieb. Man kann ihn trainieren gegen Stress, aber auch er braucht Trainingspausen. Stress ist wie ein Stimulus, um an Herausforderungen zu wachsen und künftige Herausforderungen besser zu bewältigen. Doch die Pausen sind es, in denen das Wachsen wirklich geschieht. Das ist der Moment, in denen wir den Resilienz-Muskel aufbauen.

Wichtig ist es dabei, sich erst gar nicht so stark auszupowern. Wer bei längeren Autofahrten alle zwei Stunden eine kurze Pause einlegt, auch wenn er nach diesen zwei Stunden vielleicht noch gar nicht so müde ist, wird am Ziel entspannter ankommen als jemand, der erst Pause macht, wenn er nicht mehr kann. Das gilt ganz genauso für den Umgang mit Stress. Bevor man völlig ausgelaugt ist, sollte man unbedingt auf einen Latte Macchiato ins Café gehen, eine Weile aus dem Fenster gucken oder ein nettes Telefongespräch einschieben.

Nicht immer nur Entspannung

Allerdings ist Entspannung kein Allheilmittel – und sie ist auch nicht immer der richtige Weg. »Nicht auf jeden Stress ist Entspannung die stimmige Antwort«, sagt Eva Peters. Manchmal braucht es auch die passende Aktivität, die einen ablenkt, auf neue Gedanken bringt oder den Selbstwert stärkt. Gerade bei Depressionen raten Experten von zu viel Ruhe ab. »Zu viel Ruhe kann die Erkrankung verstärken«, sagt der Psychiater Klaus Lieb.

Auch gilt: Je komplexer und schwerwiegender die psychische Belastung ist, desto weniger reichen Entspannungsmethoden alleine aus, um das Immunsystem wieder ins Gleichgewicht zu bringen. In diesen Fällen kann Psychotherapie helfen. Eine Metaanalyse aus dem Jahr 2020, die die Ergebnisse mehrerer Studien zusammenfasst, konnte zeigen, dass Psychotherapie immunologisch wirksam ist und Fehlfunktionen des Immunsystems ausbalancieren kann (siehe Kapitel 8, S. 190). Auch die Arbeiten zum Immunsystem der Geflüchteten aus Ulm und Konstanz machen Hoffnung, dass Psychotherapien das Immunsystem positiv beeinflussen und auf diesem Wege zugleich die Seele. »Es ist wichtig, sich Unterstützung zu holen, wenn die Belastung zu hoch ist«, betont Eva Peters.

Liebe fürs Immunsystem

Unterstützung ist ein wichtiges Stichwort: Der Kontakt mit anderen Menschen wirkt wie ein Zaubertrank fürs Immunsystem. Dabei hilft einem der Stress sogar ein bisschen, denn wenn man gestresst ist, aber noch nicht komplett erschöpft, dann sucht man Kontakt. Stress macht uns sozial. Wir produzieren dann Oxytocin. Dieses Hormon wird von Nervenzellen im Gehirn gebildet und normalerweise ausgeschüttet, wenn uns jemand umarmt. Es ist also ein Kuschelhormon, aber genau genommen ist es ein Stresshormon. Während der Stressantwort soll es uns daran erinnern, Kontakt aufzunehmen und Hilfe zu suchen. »Das ist im Grunde ein eingebauter Resilienzmechanismus«, sagt Klaus Lieb.

Eine Familie, in der man sich wohlfühlt und Unterstützung erfährt, vertrauensvolle Freundschaften und positive Begegnungen wirken sich nachhaltig auf das Immunsystem aus. Sie erfreuen uns, lindern so den Stress und machen Probleme kleiner. Wer stabile Beziehungen hat, ist im Durchschnitt zufriedener und auch kreativer beim Lösen von Aufgaben. Ein hohes Maß an freundschaftlichen und familiären Kontakten sowie an sozialer Aktivität geht nachweislich mit geringeren Entzündungslevels und einer effektiveren Regulation von Immunzellen einher.

In einer besonders hübschen Studie zum Thema haben Psychologinnen und Psychologen um Dennis Proffitt von der University of Virginia 34 Studierenden schwere Rucksäcke aufgesetzt und sie an den Fuß eines Hügels auf dem Universitätscampus verfrachtet. Dort standen die Studierenden nun also mit Rucksäcken, die genau 20 Prozent ihres Körpergewichts schwer waren, und sollten einen 26 Grad steilen Hang hinaufsteigen. Während sie dort warteten und hochschauten, sollten sie schätzen, wie steil der Anstieg war. Standen sie allein, erschien er ihnen steiler, war ein Freund an ihrer Seite, dann kam ihnen der Hügel weniger einschüchternd vor. Und je besser sich die beiden Studierenden kannten, als desto machbarer bewerteten sie den Aufstieg. So zeigte sich: Die Welt sieht nicht so schwierig aus mit einem Freund an deiner Seite.

Deshalb ist es keine gute Idee, in stressigen Phasen ausgerechnet die Treffen mit Freunden zu canceln. Kontakt zu anderen zu suchen, ist ohnehin immer hilfreich – gleich, ob man gerade die Starke oder der Schwache ist: »Menschen, die gut mit Herausforderungen umgehen können, tendieren dazu, sich Hilfe zu suchen. Sie warten nicht, bis jemand vorbeikommt«, sagt Klaus Lieb. Und sie geben auch Unterstützung. Denn wenn man sich mit den Problemen anderer auseinandersetzt, gibt das nicht nur Erfüllung und Sinn im Leben, sondern schult auch ganz praktisch darin, Lösungen für Schwierigkeiten zu suchen.

Was auch hilft: einfach die Hand eines anderen zu halten. Das zeigte der Psychologieprofessor James A. Coan von der University of Virginia in einem etwas abstrusen Experiment mit 16 glücklich verheirateten Frauen. In seiner Studie wurden die Frauen gestresst – mit kleinen Elektroschocks –, und zwar unter drei verschiedenen Bedingungen. Einmal waren die Frauen allein, in der zweiten Situation hielten sie die Hand eines Fremden und in der dritten die ihres Ehemanns. Das Handhalten minderte ihren Stress deutlich: In den Gehirnregionen, die mit Stress in Zusammenhang stehen, war die Aktivität erheblich geringer. Die Hand des wohlgesinnten Ehemannes sorgte jedoch entschieden besser für Stressreduktion als die Hand eines Fremden. Am geringsten war der Stress bei Frauen, die angaben, in ihrer Ehe besonders glücklich zu sein. »Geliebte Menschen können sehr gut dabei helfen, negative Emotionen zu kontrollieren«, sagt Coan. »Der Effekt war ähnlich groß wie der eines beruhigenden Medikaments.«

Gute Laune erfreut Seele, Nerven und Immunsystem

Letztlich kann man zusammenfassen: Alles, was gut für die Gesundheit und damit gut für die Nerven und das Immunsystem ist, tut auch der Seele gut. Und umgekehrt. Deshalb ist es so wichtig, sich zuallererst um seine psychische Gesundheit zu kümmern. Denn wenn sie fehlt, schlägt sich das auf alles andere nieder. Wer hingegen positiv gestimmt ist, nicht zu übermäßigen Sorgen neigt, seine sozialen Kontakte pflegt und sich seinen Humor erhält oder ihn trainiert, hat ein besser funktionierendes Immunsystem. Gute Gefühle lassen den Blutdruck und die Herzfrequenz sinken und stärken zugleich die Abwehrkräfte. Deshalb reagieren Menschen mit positiven Gedanken auch besser auf Impfungen und können Krankheitserreger leichter abwehren, wie Wissenschaftler um Sheldon Cohen von der Carnegie Mellon University in Pittsburgh 2006 entdeckten. Wer Wut und Zorn schlecht kontrollieren kann, hat dagegen eine langsamere Wundheilung. Insgesamt scheint Frohnaturen sogar ein längeres Leben beschieden zu sein.

Aber was, wenn es gerade keinen Grund zur guten Laune und wirklich nichts zu lachen gibt? Offenbar kann auch schon das Anschauen lustiger Filme oder Fotos die Stimmung so anheben, dass das Immunsystem positiv aktiviert wird. Die Antikörper im Blut steigen, und die ausgeschütteten Glückshormone regen die Fresszellen an. Man kann tatsächlich auch einfach üben, fröhlicher in die Welt zu schauen. Zum Beispiel, indem man gezielt an Glücksmomente denkt, Happy Music auflegt oder selbst anfängt zu singen.

Trotzdem darf man natürlich auch negative Emotionen haben. Es geht nicht darum, sich zum positiven Denken zu zwingen. Selbstverständlich darf man traurig sein, wenn traurige Dinge passieren, wenn man krank wird oder einfach Pech hatte. Auch vermeintlich negative Gefühle wie Wut, Ärger, Eifersucht gehören zum natürlichen Spektrum. Wenn man sie annehmen und auch wieder loslassen kann, kann man besser auf Widrigkeiten reagieren. Sonst entsteht nur wieder neuer Stress, der sich im Immunsystem messen lässt. Experten gehen davon aus, dass Menschen mit einer Vielfalt an Emotionen ihre Gefühle besser regulieren und damit das eigene Verhalten gezielter an den Alltag anpassen können. In Blutuntersuchungen wurde festgestellt, dass bei ihnen weniger Entzündungsparameter und damit weniger entzündliche Prozesse im Organismus vorhanden waren.

Wissenschaftler sprechen deshalb von »Emodiversität« oder »Emodiversity«: So wie Vielfalt ein Ökosystem stabiler macht, so scheint auch eine Vielfalt von Emotionen gut für eine stabile Seelenlage zu sein. Die Forschung dazu ist noch uneinheitlich. Allerdings, das muss man einräumen: Der positive Effekt der »Emodiversity« scheint vor allem für schöne Gefühle in ihrer ganzen Breite zu gelten. Laut Klaus Lieb erfüllen die Gemütsregungen des Menschen vor allem den Zweck, sich in der Welt zurechtzufinden und die richtigen Reaktionen zu entwickeln. »Wenn man flexibel reagieren kann, ist das auf jeden Fall von Vorteil«, so Lieb.

Mehr Resilienz

Trainingsprogramme für eine gesunde Seele gibt es längst. Sie haben sich aus den vielen Forschungsarbeiten zur Resilienz entwickelt, der psychischen Widerstandskraft, die die Seele stark macht für die Herausforderungen des Lebens. Seit den 1950er-Jahren schon erforschen Psychologinnen und Psychologen, weshalb manche Menschen gut mit Schwierigkeiten umgehen können, während andere daran erkranken. Inzwischen können sie gute Handlungsempfehlungen dafür geben, wie man seine Resilienz stärkt. Diese Übungen funktionieren selbst im hohen Alter noch. Das Thema ist ein eigenes Buch wert (siehe *Resilienz – das Geheimnis der psychischen Widerstandskraft*). Aber die wichtigsten Tipps, wie sie auch die Amerikanische Psychologische Gesellschaft gibt, seien hier zusammengefasst.

1. Entwickeln Sie eine positive Haltung – Optimismus ist eng mit Resilienz verknüpft. Deuten Sie die Situation um. Oft kann man Dinge auch anders sehen oder gar einen positiven Aspekt in einem unerwünschten Ereignis entdecken.
2. Sehen Sie Krisen nicht als unlösbare Probleme – auch wenn man nichts daran ändern kann, dass sehr unangenehme Dinge passieren, kann man doch beeinflussen, wie man solche Krisen interpretiert und darauf reagiert.
3. Konzentrieren Sie sich auf Werte – Menschen, die einen starken ethischen Kodex haben oder einen starken Glauben, können besser mit Schicksalsschlägen umgehen.

4. Denken Sie an gute Momente – die Erinnerung daran, wie man (ähnliche) Schwierigkeiten gemeistert hat und wie oft man schon positiv aus herausfordernden Situationen hervorgegangen ist, stärkt die Zuversicht.
5. Nehmen Sie Herausforderungen an – sich einer Aufgabe zu stellen, statt vor ihr davonzulaufen, stärkt das Selbstvertrauen und damit die Resilienz. Stress impft gegen Stress.
6. Suchen Sie Unterstützung – wer sich Hilfe sucht und welche bekommt, findet zu neuer Stärke.
7. Geben Sie Unterstützung – altruistisches Handeln stärkt denjenigen, der Hilfe bekommt, ebenso wie denjenigen, der sie leistet.
8. Geben Sie Ihrem Leben einen Sinn – der Mensch braucht eine Aufgabe im Leben, mit der er sich identifizieren kann und die er selbst wichtig findet. Das schafft Halt.
9. Bleiben Sie flexibel – wir mögen unsere Routinen, sie geben uns Struktur, aber das Leben bringt Veränderungen mit sich. Es ist wichtig, ihnen mit Neugier und Offenheit zu begegnen.
10. Entwickeln Sie eine positive Sicht auf sich selbst – vertrauen Sie auf Ihre Fähigkeit, Probleme zu lösen, ständige Selbstkritik zermürbt und schwächt.

Rundum gesund – wer will das nicht gerne sein! Leider hat man es nicht immer in der Hand. Es gibt Veranlagungen und Schicksalsschläge, die plötzlich eine Krankheit ins Haus bringen; Gewohnheiten und Sehnsüchte sorgen dafür, dass man sich nicht immer vernünftig verhält. Und mitunter will man ehrlich und aufrichtig etwas für seine Gesundheit tun und tut das Falsche, weil man es nicht besser weiß. Oder man unterschätzt, wie vielschichtig Gesundheit ist. Ganzheitlich nämlich, immer mindestens drei Aspekte des Menschseins betreffend – die Seele, die Nerven und das Immunsystem.

Die Psychoneuroimmunologie eröffnet somit zwei wesentliche Perspektiven auf die eigene Gesundheit: dass diese immer umfassend ist. Dass es keine psychische Krankheit ohne körperliches Leid gibt und keine körperliche Krankheit ohne psychisches Leid. Und dass man an vielen Stellschrauben drehen kann, wenn man diese Gesundheit als Ganzes, als Ganzheitliches – rundum' – bewahren oder wiederherstellen will.

Die Seele kann man resilient machen, die Nerven kann man stärken, und das Immunsystem, das sollte man zumindest nicht schwächen. Wie das gelingt, das hat dieses Buch mit wissenschaftlich fundierten Tipps erzählt. Von manchen hat man vielleicht schon gehört, aber nun, mit dem größer gewordenen Wissen über Seele, Nerven und Immunsystem, denkt man ganz anders darüber und wertschätzt sie mehr. Andere sind überraschend – wie etwa der völlig neue Blick auf den Umgang mit Stress. Wichtig ist: Man muss nicht alles befolgen. Wenn man eine der drei Säulen der Psychoneuroimmunologie stärkt, hat man schon viel gewonnen. Auch das zeigt diese faszinierende Disziplin nämlich: Unsere Gesundheit hält viel aus, das System ist variabel und anpassungsfähig, es kann einiges einstecken. Man darf es mit dem Strapazieren nur nicht übertreiben. Und zwischen den Strapazen, die als Sparringspartner für Seele und Immunsystem willkommen sind, muss Raum sein zum Auftanken der Seele, zum Schonen der angegriffenen Nerven und zum Regenerieren des Immunsystems. Damit alle drei danach wieder zusammenwirken können, als faszinierende Rundum-Gesund-Formel.

Dank

Dieses Buch war eine ganz schöne Herausforderung. Nach drei Jahren Pandemie, in denen ich so viel gearbeitet habe wie selten zuvor in meinem Leben, war es durchaus ein Kraftakt, die Energie für ein neues Buch aufzubringen. Geholfen haben mir dabei viele Menschen und das Thema selbst. Die Psychoneuroimmunologie interessiert mich schon seit meinem Studium an der Universität Witten/Herdecke, wo mich mein späterer Doktorvater Kurt Zänker, der leider im Jahr 2021 verstorben ist, erstmals mit diesem Wortungetüm und den faszinierenden Zusammenhängen, die dahinterstehen, vertraut gemacht hat. In den vergangenen Jahren nun wurden so viele Erkenntnisse auf diesem Themenfeld dazugewonnen, dass das Verständnis für das Miteinander von Psyche, Nervensystem und Immunsystem mittlerweile weit über einzelne Puzzleteile hinausgeht. Vielmehr zeigt sich, dass in den Wechselwirkungen dieser drei Kräfte der Schlüssel zur Ganzheitlichkeit in der Medizin liegt und das Wissen darum somit für eine breite Öffentlichkeit relevant ist. Dieses Buch musste also geschrieben werden.

Dass es gelungen ist, verdanke ich vielen Menschen, die mich dabei unterstützt haben. Da sind zuallererst die stellvertretende Programmleiterin Sachbuch bei dtv, Katharina Festner, die mit ihrer großen Erfahrung nun schon mein viertes Buch betreut hat, und mein Agent Michael Gaeb, Mitinhaber der Literarischen Agentur Gaeb & Eggers, der meinen Weg von der Journalistin zur Autorin von Anfang an begleitet hat. Beide haben geholfen, das Thema Psychoneuroimmunologie zu schärfen und aus einer Idee ein Buch zu machen. Wesentlich für das Gelingen waren auch die vielen Wissenschaftlerinnen und Wissenschaftler, die mir für Interviews zur Verfügung gestanden haben. Ohne sie wäre das Buch in dieser fachlich fundierten Form nicht möglich gewesen. Ein großes Dankeschön an Elisabeth Binder, Tom Bschor, Wolfgang Eisenmenger, Christine Falk, Matthias Hornef, Klaus Lieb, Anja Kwetkat, Jakob Manthey, Martina Müller-Schilling, Eva Peters, Thomas Pollmächer, Manfred Schedlowski, Michael Schemann, Christian Schubert, Ludger Tebartz van Elst, Bernhard Watzl, Carsten Watzl und Bernhard Zwißler dafür, dass sie mir ihre Zeit geschenkt und ihre große Expertise mit mir geteilt haben.

Zutiefst dankbar bin ich neben Kurt Zänker auch meinem zweiten Doktorvater Peter Krammer, in dessen Institut am Deutschen Krebsforschungszentrum ich die experimentellen Grundlagen für meine Dissertation erarbeitet habe. Beide haben mit ihren besonderen Persönlichkeiten und ihrer eigenen Faszination für das Fach aus einer jungen Biochemikerin eine begeisterte Immunologin gemacht. Und beide haben akzeptiert, dass mir am Ende das Schreiben über Wissenschaft noch wichtiger war als die Wissenschaft selbst. Danke, Peter, dass du damals die vielen Faxe von der *Rhein-Neckar-Zeitung* ins Labor hingenommen und mir meinen Weg in den Journalismus nicht nur gelassen, sondern ihn sogar gefördert hast, als du erkanntest, wie wichtig er mir war.

Ein dickes, dickes Dankeschön geht zudem an meine Familie, an Peter, Linn und Tessa! Sie haben mir schon in der Pandemie den Raum gegeben, noch mehr Energie als sonst für meine Arbeit aufzuwenden. Mir war es wichtig, mit fachlicher, aber gut verständlicher Information sowohl über die Gefahren durch das Virus aufzuklären und wie man ihnen begegnen kann als auch gegen die Desinformation anzutreten, die seither immer stärker auch in anderen Bereichen um sich greift. Danke, dass ihr mir ermöglicht habt, nach dieser intensiven Zeit gleich in das nächste große Projekt zu starten! ❤

Literaturverzeichnis

2 Die Macht der Seele

Ader R und Cohen N (1975): Behaviorally conditioned immunosuppression. *Psychosomatic Medicine*, Bd. 37, S. 333.

Brown DW, Anda RF, Tiemeier H, Felitti VJ, Edwards VJ, Croft JB und Giles WH (2009): Adverse childhood experiences and the risk of premature mortality. *American Journal of Preventive Medicine*, Bd. 37, S. 389.

Krebs M und Gregoris N (2013): »Meret wuchs einigen über den Kopf«, *TagesWoche* vom 25. Juli.

Meador CK (1992): Hex death: voodoo magic or persuasion? *Southern Medical Journal*, Bd. 85, S. 244.

Schaller M, Miller GE, Gervais WM, Yager S und Chen E (2010): Mere visual perception of other people's disease symptoms facilitates a more aggressive immune response. *Psychological Science*, Bd. 21, S. 649.

Wei D, Li J, Janszky I, Chen H, Fang F, Ljung R und László KD (2022): Death of a child and the risk of heart failure: a population-based cohort study from Denmark and Sweden. *European Journal of Heart Failure*, Bd. 24, S. 181.

Yusuf S, Hawken S, Ounpuu S, Dans T, Avezum A, Lanas F, McQueen M, Budaj A, Pais P, Varigos J, Liheng L und die INTERHEART Study Investigators (2004): Effect of potentially modifiable risk factors associated with myocardial infarction in 52 countries (the INTERHEART study): Case-control study. *Lancet*, Bd. 364, S. 937.

3 Ein starkes Team

Das Immunsystem – wie es funktioniert und was es leistet

Kendziora B, Guertler A, Ständer L, Frey S, French LE, Wollenberg A und Reinholz M (2020): Evaluation of hand hygiene and onset of hand eczema after the outbreak of SARS-CoV-2 in Munich. *European Journal of Dermatology*, Bd. 30, S. 668.

Murphy KM, Weaver C und Berg LJ (2022): Janeway's Immunobiology, W. W. Norton & Co., 10. Auflage.

Sorg A-L, Hufnagel M, Doenhardt M, Diffloth N, Schroten H, von Kries R, Berner R und Armann J (2022): Risk for severe outcomes of COVID-19 and PIMS-TS in children with SARS-CoV-2 infection in Germany. *European Journal of Pediatrics*, Bd. 181, S. 3635.

Das Nervensystem – was man darüber wissen sollte

Azevedo FAC, Carvalho LRB, Grinberg LT, Farfel JM, Ferretti REL, Leite REP, Filho WJ, Lent R und Herculano-Houzel S (2009): Equal numbers of neuronal and nonneuronal cells make the human brain an isometrically scaled-up primate brain. *The Journal of Comparative Neurology*, Bd. 513, S. 532.

Herman JP, McKlveen JM, Ghosal S, Kopp B, Wulsin A, Makinson R, Scheimann J und Myers B (2016): Regulation of the hypothalamic-pituitary-adrenocortical stress response. *Comprehensive Physiology*, Bd. 6, S. 603.

Irwin MR und Cole SW (2011): Reciprocal regulation of the neural and innate immune systems. *Nature Reviews Immunology*, Bd. 11, S. 625.

Die Seele – was ist das eigentlich?

Ayan S (2015): Was von der Seele übrig bleibt. *Spektrum Kompakt Langlebigkeit*, Heidelberg.

Crone K, Schnepf R und Stolzenberg J (Hrsg.) (2010): Über die Seele. Suhrkamp, Berlin.

Deggerich M (2023): Ist der Körper das Grab der Seele, Herr Hübl? *Spiegel Wissen*, Nr. 1.

Di Franco M (2009): Die Seele. Begriffe, Bilder und Mythen. Stuttgart.

Görich K (2008): Die Staufer. Herrscher und Reich. C.H.Beck, München.

Hafner JW, Sturgell JL, Matlock DL, Bockewitz EG und Barker LT (2012): »Stayin' alive«: A novel mental metronome to maintain compression rates in simulated cardiac arrests. *The Journal of Emergency Medicine*, Bd. 43, S. e373.

Heim A (1892): Jahrbuch des Schweizer Alpenclubs 1891/92, S. 327.

Houben H (2008): Kaiser Friedrich II. (1194–1250). Herrscher, Mensch, Mythos. Kohlhammer, Stuttgart.

MacDougall D (1907): Hypothesis concerning soul substance together with experimental evidence of the existence of such substance. *American Medicine*, Bd. 2, S. 240.

NN (1902): Ein Kampf um Virchows Leichenbegängnis ist in der Evangelischen Kirche entbrannt. *Neues Wiener Journal* vom 28. September, Nr. 3207.

Parnia S, Spearpoint K und Fenwick PB (2007): Near death experiences, cognitive function and psychological outcomes of surviving cardiac arrest. *Resuscitation,* Bd. 74, S. 215.

Takagi Y und Nishimoto S (2022): High-resolution image reconstruction with latent diffusion models from human brain activity. *bioRxiv,* 11.18.517004.

Virchow, R: Sämtliche Werke. Bd. 34. Abt. II. Politik. Politische Tätigkeit im Preußischen Abgeordnetenhaus 6. Februar 1875 bis 2. März 1877. Berlin 1999, S. 540–541.

4 Den Stress zum Freund machen

Pasteur L, Joubert J und Chamberland C (1878): Sur le charbon de poules. *Comptes rendu de l'Académie des sciences,* Bd. 87, S. 47.

Rasmussen AF, Marsh JT und Brill NQ (1957): Increased susceptibility to herpes simplex in mice subject to avoidance-learning stress or restraint. *Proceedings of the Society for Experimental Biology and Medicine,* Bd. 96, S. 183.

Rasmussen AF (1969): Emotions and immunity. *Annals of the New York Academy of Sciences,* Bd. 164, S. 458.

Die negativen Seiten von Stress

Bouhnik A-D, Préau M, Vincent E, Carrieri MP, Gallais H, Lepeu G, Gastaut JA, Moatti JP und Spire B (2005): Depression and clinical progression in HIV-infected drug users treated with highly active antiretroviral therapy. *Antiviral Therapy,* Bd. 10, S. 53.

Buske-Kirschbaum A, Geiben A, Wermke C, Pirke KM und Hellhammer D (2001): Preliminary evidence for herpes labialis recurrence following experimentally induced disgust. *Psychotherapy and Psychosomatics,* Bd. 70, S. 86.

Cliffe AR, Arbuckle JH, Vogel JL, Geden MJ, Rothbart SB, Cusack CL, Strahl BD, Kristie TM und Deshmukh M (2015): Neuronal stress pathway mediating a histone methyl/phospho switch is required for herpes implex virus reactivation. *Cell Host & Microbe,* Bd. 18, S. 649.

Cole SW, Capitanio JP, Chun K, Arevalo JMG, Ma J und Cacioppo JT (2015): Myeloid differentiation architecture of leukocyte transcriptome dynamics in perceived social isolation. *Proceedings of the National Academy of Sciences of the USA*, Bd. 112, S. 15 142.

Glaser R und Kiecolt-Glaser JK (2005): Stress-induced immune dysfunction: Implications for health. *Nature Reviews Immunology*, Bd. 5, S. 243.

Klopack ET, Crimmins EM, Cole SW, Seeman TE und Carroll JE (2022): Social stressors associated with age-related T lymphocyte percentages in older US adults: Evidence from the US Health and Retirement Study. *Proceedings of the National Academy of Sciences of the USA*, Bd. 119, S. e2 202 780 119.

Kołodziej J (2016): Effects of stress on HIV infection progression. *HIV & Aids Review*, Bd. 15, S. 13.

Leserman J (2008): Role of depression, stress, and trauma in HIV disease progression. *Psychosomatic Medicine*, Bd. 70, S. 539.

Lima VD, Geller J, Bangsberg DR, Patterson TL, Daniel M, Kerr T, Montaner JSG und Hogg RS (2007): The effects of adherence on the association between depressive symptoms and mortality among HIV infected individuals first initiating HAART. *AIDS*, Bd. 21, S. 1175.

LiuY, Tian S, Ning B, Huang T, Li Y und Wei Y (2022): Stress and cancer: The mechanisms of immune dysregulation and management. *Frontiers in Immunology*, Bd. 13, S. 1 032 294.

Page-Shafer K, Delorenze GN, Satariano W und Winkelstein W Jr. (1996): Comorbidity and survival in HIV-infected men in the San Francisco men's health survey. *Annals of Epidemiology*, Bd. 6, S. 420.

Pence BW, Miller WC, Gaynes BN und Eron JJ Jr. (2007): Psychiatric illness and virologic response in patients initiating highly active antiretroviral therapy. *Journal of Acquired Immune Deficiency Syndromes*, Bd. 44, S. 159.

Poller WC, Downey J, Mooslechner AA, Khan N, Li L, Chan CT, McAlpine CS, Xu C, Kahles F, He S, Janssen H, Mindur JE, Singh S, Kiss MG, Alonso-Herranz L, Iwamoto Y, Kohler RH, Wong LP, Chetal K, Russo SJ, Sadreyev RI, Weissleder R, Nahrendorf M, Frenette PS, Divangahi M und Swirski FK (2022): Brain motor and fear circuits regulate leukocytes during acute stress. *Nature*, Bd. 607, S. 584.

Rook GA, Lowry CA und Raison CL (2015): Hygiene and other early childhood influences on the subsequent function of the immune system. *Brain Research*, Bd. 1617, S. 47.

Rooney BV, Crucian BE, Pierson DL, Laudenslager ML und Mehta SK (2010): Herpes virus reactivation in astronauts during spaceflight and its application on earth. *Frontiers in Microbiology*, Bd. 10, S. 16.

Segerstrom SC und Miller GE (2004): Psychological stress and the human

immune system: A meta-analytic study of 30 years of inquiry. *Psychological Bulletin*, Bd. 130, S. 601.
Walburn J, Vedhara K, Hankins M, Rixon L und Weinman J (2009): Psychological stress and wound healing in humans: A systematic review and meta-analysis. *Journal of Psychosomatic Research*, Bd. 67, S. 253.
Wang X, Wang N, Zhong L, Wang S, Zheng Y, Yang B, Zhang J, Lin Y und Wang Z (2020): Prognostic value of depression and anxiety on breast cancer recurrence and mortality: a systematic review and meta-analysis of 282,203 patients. *Molecular Psychiatry*, Bd. 25, S. 3186.
Watzl C (2021): Results of the Optimune trial: A randomized controlled trial evaluating a novel Internet intervention for breast cancer survivors. *Plos One*, Bd. 16, S. e0 251 276.

Die heilende Rolle von Stress

Holtdirk F, Mehnert A, Weiss M, Mayer J, Meyer B, Bröde P, Claus M und Watzl C (2021): Results of the Optimune trial: A randomized controlled trial evaluating a novel internet intervention for breast cancer survivors. *Plos One*, Bd. 16, S. e0 251 276.
Jamieson JP, Nock MK und Mendes WB (2012): Mind over matter: Reappraising arousal improves cardiovascular and cognitive responses to stress. *Journal of Experimental Psychology: General*, Bd. 141, S. 417.
Keller A, Litzelman K, Wisk LE, Maddox T, Cheng ER, Creswell PD und Witt WP (2012) Does the perception that stress affects health matter? The association with health and mortality. *Health Psychology*, Bd. 31, S. 677.
Kirschbaum C, Pirke KM und Hellhammer DH (1993): The »Trier Social Stress Test« – A tool for investigating psychobiological stress responses in a laboratory setting. *Neuropsychobiology*, Bd. 28, S. 76.
McGonigal K (2013): How to make stress your friend. TED Talk, www.ted.com/talks/kelly_mcgonigal_how_to_make_stress_your_friend/c
Poulin MJ, Brown SL, Dillard AJ und Smith DM (2013): Giving to others and the association between stress and mortality. *American Journal of Public Health*, Bd. 103, S. 1649.

5 Das Rätsel der Pandemie

Kirady M und Botzenhardt T (2020): Warum unsere Abwehrkräfte im Alter schwinden. *Geo Wissen*, Nr. 68.

Muus C, Luecken MD, Eraslan G, (...), Zhao W, Ziegler CGK, das NHLBI LungMap Consortium und das Human Cell Atlas Lung Biological Network (2021): Single-cell meta-analysis of SARS-CoV-2 entry genes across tissues and demographics. *Nature Medicine*, Bd. 37, S. 546.

Peckham H., de Gruijter NM, Raine C, Radziszewska A, Ciurtin C, Wedderburn LR, Rosser EC, Webb K und Deakin CT (2020): Male sex identified by global COVID-19 meta-analysis as a risk factor for death and ITU admission. *Nature Communications*, Bd. 11, S. 6317.

Pietzner M, Chua RL, Wheeler E, Jechow K, Willett JDS, Radbruch H, Trump S, Heidecker B, Zeberg H, Heppner FL, Eils R, Mall MA, Richards JB, Sander L-E, Lehmann I, Lukassen S, Wareham NJ, Conrad C und Langenberg C (2022): ELF5 is a potential respiratory epithelial cell-specific risk gene for severe COVID-19. *Nature Communications*, Bd. 13, S. 4484.

Sama IE, Ravera A, Santema BT, van Goor H, ter Maaten JM, Cleland JGF, Rienstra M, Friedrich AW, Samani NJ, Ng LL, Dickstein K, Lang CC, Filippatos G, Anker SD, Ponikowski P, Metra M, van Veldhuisen DJ und Voors AA (2020): Circulating plasma concentrations of angiotensin-converting enzyme 2 in men and women with heart failure and effects of renin-angiotensin-aldosterone inhibitors. *European Heart Journal*, Bd. 41, S. 1810.

Takahashi T und Iwasaki A (2021): Sex differences in immune responses. Biological sex differences in immunity potentially underlie male bias for severe COVID-19. *Science*, Bd. 371, S. 347.

Vo AD, La J, Wu JT, Strymish JM, Ronan M, Brophy M, Do NV, Branch-Elliman W, Fillmore NR und Monach PA (2022): Factors associated with severe COVID-19 among vaccinated adults treated in US veterans affairs hospitals. *JAMA Network Open*, Bd. 6, S. e231692.

6 Der Darm, das Immunwunder

Annaházi A und Schemann M (2020): The enteric nervous system: »A little brain in the gut«. *Neuroforum*, Bd. 26, Heft 1.

Dies. (2022): Contribution of the enteric nervous system to autoimmune diseases and irritable bowel syndrome. *Advances in Experimental Medicine and Biology, Bd.* 1383, S. 1.

Derkinderen P, Cossais F, de Guilhem de Lataillade A, Leclair-Visonneau L, Neunlist M, Paillusson S und de Giorgio R (2022): Gastrointestinal mucosal biopsies in Parkinson's disease: Beyond alpha-synuclein detection. *Journal of Neural Transmission* (Vienna), Bd. 129, S. 1095.

Doll JPK, Vázquez-Castellanos JF, Schaub AC, Schweinfurth N, Kettelhack C, Schneider E, Yamanbaeva G, Mählmann L, Brand S, Beglinger C, Borgwardt S, Raes J, Schmidt A und Lang UE (2022): Fecal microbiota transplantation (FMT) as an adjunctive therapy for depression – case report. *Frontiers in Psychiatry*, Bd. 13, S. 815 422.

Haderer M, Neubert P, Rinner E, Scholtis A, Broncy L, Gschwendtner H, Kandulski A, Pavel V, Mehrl A, Brochhauen C, Schlosser S, Gülow K, Kunst C und Müller M (2022): Novel pathomechanism for spontaneous bacterial peritonitis: Disruption of cell junctions by cellular and bacterial proteases. *Gut*, Bd. 71, S. 580.

Häger J, Bang H, Hagen M, Frech M, Träger P, Sokolova MV, Steffen U, Tascilar K, Sarter K, Schett G, Rech J und Zaiss MM (2019): The role of dietary fiber in rheumatoid arthritis patients: a feasibility study. *Nutrients*, Bd. 11, S. 2392.

Li Q, Michel K, Annaházi A, Demir IE, Ceyhan GO, Zeller F, Komorowski L, Stöcker W, Beyak MJ, Grundy D, Farrugia G, de Giorgio R und Schemann M (2016): Anti-Hu antibodies activate enteric and sensory neurons. *Scientific Reports*, Bd. 6, S. 38 216.

Michel K, Kuch B, Dengler S, Demir IE, Zeller F und Schemann M (2022): How big is the little brain in the gut? Neuronal numbers in the enteric nervous system of mice, Guinea pig, and human. *Neurogastroenterology and Motility*, Bd. 34, S. e14 440.

Niesler B, Kuerten S, Demir IE und Schäfer KH (2021): Disorders of the enteric nervous system – a holistic view. *Nature Reviews: Gastroenterology and Hepatology*. Bd. 18, S. 393.

Radjabzadeh D, Bosch JA, Uitterlinden AG, Zwinderman AH, Ikram MA, van Meurs JBJ, Luik AI, Nieuwdorp M, Lok A, van Duijn CM, Kraaij R und Amin N (2022): Gut microbiome-wide association study of depressive symptoms. *Nature Communications*, Bd. 13, S. 7128.

Schemann M, Frieling T und Enck P (2020): To learn, to remember, to forget – How smart is the gut? *Acta Physiologica* (Oxford), Bd. 228, S. e13 296.

Wang H, Foong JPP, Harris NL und Bornstein JC (2022): Enteric neuroimmune interactions coordinate intestinal responses in health and disease. *Mucosal Immunology*, Bd. 15, S. 27.

7 Ein neuer Blick auf Depressionen

Abbott R, Whear R, Nikolaou V, Bethel A, Coon JT, Stein K und Dickens C (2015): Tumour necrosis factor-α inhibitor therapy in chronic physical illness: A systematic review and meta-analysis of the effect on depression and anxiety. *Journal of Psychosomatic Research*, Bd. 79, S. 175.

Au B, Smith KJ, Gariepy G und Schmitz N (2015): The longitudinal associations between C-reactive protein and depressive symptoms: Evidence from the English Longitudinal Study of Ageing (ELSA). *International Journal of Geriatric Psychiatry*, Bd. 30, S. 976.

Binder E und Miller AH (2023): Guilt by association: Inflammation and shared genetic risk between stress-related and immune disorders. *American Journal of Psychiatry*, Bd. 180, S. 259.

Brietzke E, Stertz L, Fernandes BS, Kauer-Sant'anna M, Mascarenhas M, Escosteguy Vargas A, Chies JA und Kapczinski F (2009): Comparison of cytokine levels in depressed, manic and euthymic patients with bipolar disorder. *Journal of Affective Disorders*, Bd. 116, S. 214.

Dowlati Y, Herrmann N, Swardfager W, Liu H, Sham L, Reim EK und Lanctôt KL (2010): A meta-analysis of cytokines in major depression. *Biological Psychiatry*, Bd. 67, S. 446.

Endres D, Perlov E, Baumgartner A, Hottenrott T, Dersch R, Stich O und Tebartz van Elst L (2015): Immunological findings in psychotic syndromes: A tertiary care hospital's CSF sample of 180 patients. *Frontiers in Human Neuroscience*, Bd. 9, S. 476.

Engler H, Brendt P, Wischermann J, Wegner A, Röhling R, Schoemberg T, Meyer U, Gold R, Peters J, Benson S und Schedlowski M (2017): Selective increase of cerebrospinal fluid IL-6 during experimental systemic inflammation in humans: association with depressive symptoms. *Molecular Psychiatry*, Bd. 22, S. 1448.

Eurelings LS, Richard E, Eikelenboom P, van Gool WA und Moll van Charante EP (2015): Low-grade inflammation differentiates between symptoms of apathy and depression in community-dwelling older individuals. *International Psychogeriatrics*, Bd. 27, S. 639.

Fernandes BS, Steiner J, Bernstein HG, Dodd S, Pasco JA, Dean OM, Nardin P, Gonçalves CA und Berk M (2015): C-reactive protein is increased in schizophrenia but is not altered by antipsychotics: meta-analysis and implications. *Molecular Psychiatry*, Bd. 21, S. 554.

Gold SM und Irwin MR (2009): Depression and immunity: Inflammation and depressive symptoms in multiple sclerosis. *Immunology and Allergy Clinics of North America*, Bd. 29, S. 309.

Häfner S, Baghai TC, Eser D, Schüle C, Rupprecht R, Bondy B, Bedarida G und von Schacky C (2008): C-reactive protein is associated with polymorphisms of the angiotensin-converting enzyme gene in major depressed patients. *Journal of Psychiatry Research*, Bd. 42, S. 163.

Kappelmann N, Lewis G, Dantzer R, Jones PB und Khandaker GM (2018): Antidepressant activity of anti-cytokine treatment: A systematic review and meta-analysis of clinical trials of chronic inflammatory conditions. *Molecular Psychiatry*, Bd. 23, S. 335.

Köhler O, Benros ME, Nordentoft M, Farkouh ME, Iyengar RL, Mors O und Krogh J (2014): Effect of anti-inflammatory treatment on depression, depressive symptoms, and adverse effects: A systematic review and meta-analysis of randomized clinical trials. *JAMA Psychiatry*, Bd. 71, S. 1381.

Lewitus GM, Wilf-Yarkoni A, Ziv Y, Shabat-Simon M, Gersner R, Zangen A und Schwartz M (2009): Vaccination as a novel approach for treating depressive behavior. *Biological Psychiatry*, Bd. 65, S. 283.

Maes M (1995): Evidence for an immune response in major depression: a review and hypothesis. *Progress in Neuropsychopharmacology and Biological Psychiatry*, Bd. 19, S. 11.

Miller AH und Raison CL (2015): Are anti-inflammatory therapies viable treatments for psychiatric disorders? Where the rubber meets the road. *JAMA Psychiatry*, Bd. 72, S 527.

Dies. (2016): The role of inflammation in depression: from evolutionary imperative to modern treatment target. *Nature Reviews: Immunology*, Bd. 16, S. 22.

Moieni M, Irwin MR, Jevtic I, Olmstead R, Breen EC und Eisenberger NI (2015): Sex differences in depressive and socioemotional responses to an inflammatory challenge: Implications for sex differences in depression. *Neuropsychopharmacology*, Bd. 40, S. 1709.

Nagy C, Suderman M, Yang J, Szyf M, Mechawar N, Ernst C und Turecki G (2015): Astrocytic abnormalities and global DNA methylation patterns in depression and suicide. *Molecular Psychiatry*, Bd. 20, S. 320.

Pitharouli MC, Hagenaars SP, Glanville KP, Coleman JRI, Hotopf M, Lewis CM und Pariante CM (2021): Elevated C-reactive protein in patients with depression, independent of genetic, health, and psychosocial factors: Results from the UK biobank. *American Journal of Psychiatry*, Bd. 178, S. 522.

Setiawan E, Wilson AA, Mizrahi R, Rusjan PM, Miler L, Rajkowska G, Suridjan I, Kennedy JL, Rekkas V, Houle S und Meyer JH (2015): Role of translocator protein density, a marker of neuroinflammation, in the brain during major depressive episodes. *JAMA Psychiatry*, Bd. 72, S. 268.

Slavich GM und Irwin MR (204): From stress to inflammation and major depressive disorder: A social signal transduction theory of depression. *Psychological Bulletin*, Bd. 140, S. 774.

Tartter M, Hammen C, Bower JE, Brennan PA und Cole S (2015): Effects of chronic interpersonal stress exposure on depressive symptoms are moderated by genetic variation at IL6 and IL1β in youth. *Brain, Behavior, and Immunity*, Bd. 46, S. 104.

Ting EY-C, Yang AC und Tsai S-J (2020): Role of interleukin-6 in depressive disorder. *International Journal of Molecular Sciences*, Bd. 21, S. 2194.

Tyring S, Gottlieb A, Papp K, Gordon K, Leonardi C, Wang A, Lalla D, Woolley M, Jahreis A, Zitnik R, Cella D und Krishnan R (2006): Etanercept and clinical outcomes, fatigue, and depression in psoriasis: Double-blind placebo-controlled randomised phase III trial. *Lancet*, Bd. 367, S. 29.

Warren BL, Mazei-Robison MS, Robison AJ und Iñiguez SD (2020): Can I get a witness? Using vicarious defeat stress to study mood-related illnesses in traditionally understudied populations. *Biological Psychiatry*, Bd. 88, S. 381.

8 Das Trauma sitzt in den Nerven

Baumeister D, Akhtar R, Ciufolini S, Pariante CM und Mondelli V (2016): Childhood trauma and adulthood inflammation: a meta-analysis of peripheral C-reactive protein, interleukin-6 and tumour necrosis factor-α. *Molecular Psychiatry*, Bd. 21, S. 642.

Danese A und McEwen BS (2011): Adverse childhood experiences, allostasis, allostatic load, and age-related disease. *Physiology and Behavior*, Bd. 106, S. 29.

Dong M, Giles W, Felitti VJ, Dube SR, Williams JE, Chapman DP und Anda RF (2004): Insights into causal pathways for ischemic heart disease: Adverse childhood experiences study. *Circulation*, Bd. 110, S. 1761.

Eraly SA, Nievergelt CM, Maihofer AX, Barkauskas DA, Biswas N, Agorastos A, O'Connor DT, Baker DG and the Marine Resiliency Study Team (2014): Assessment of plasma C-reactive protein as a biomarker of posttraumatic stress disorder risk. *JAMA Psychiatry*, Bd. 71, S. 423.

Felitti VJ, Anda RF, Nordenberg D, Williamson DF, Spitz AM, Edwards V, Koss MP und Marks JS (1998): Relationship of childhood abuse and household dysfunction to many of the leading causes of death in adults. The Adverse Childhood Experiences (ACE) Study. *American Journal of Preventive Medicine*, Bd. 14, S. 245.

Fukuda S, Morimoto K, Mure K und Maruyama S (1999): Posttraumatic stress and change in lifestyle among the Hanshin-Awaji earthquake victims. *Preventive Medicine*, Bd. 29, S. 147.

Heim C, Newport DJ, Heit S, Graham YP, Wilcox M, Bonsall R, Miller AH und Nemeroff CB (2000): Pituitary-adrenal and autonomic responses to stress in women after sexual and physical abuse in childhood. *JAMA*, Bd. 284, S. 592.

Hein T (2019): Hilfe bei posttraumatischen Belastungsstörungen: Ein Kind getötet – wie hält ein Mann das aus? *Spiegel Wissen*, Bd. 2.

Irwin MR und Cole SW (2011): Reciprocal regulation of the neural and innate immune systems. *Nature Reviews Immunology*, Bd. 11, S. 625.

Iwata M, Ota KT und Duman RS (2013): The inflammasome: Pathways linking psychological stress, depression, and systemic illnesses. *Brain, Behavior, and Immunity*, Bd. 31, S. 105.

Iyadurai L, Blackwell SE, Meiser-Stedman R, Watson PC, Bonsall MB, Geddes JR, Nobre AC und Holmes EA (2018): Preventing intrusive memories after trauma via a brief intervention involving Tetris computer game play in the emergency department: a proof-of-concept randomized controlled trial. *Molecular Psychiatry*, Bd. 23, S. 674.

Kessler H, Holmes EA, Blackwell SE, Schmidt A-C, Schweer JM, Bücker A, Herpertz S, Axmacher N und Kehyayan A (2018): Reducing intrusive memories of trauma using a visuospatial interference intervention with inpatients with posttraumatic stress disorder (PTSD). *Journal of Consulting and Clinical Psychology*, Bd. 86, S. 1076.

Kodama A, Horikawa T, Suzuki T, Ajiki W, Takashima T, Harada S und Ichihashi M (1999): Effect of stress on atopic dermatitis: investigation in patients after the great hanshin earthquake. *The Journal of Allergy and Clinical Immunology*, Bd. 104, S. 173.

Michopoulos V, Rothbaum AO, Jovanovic T, Almli LM, Bradley B, Rothbaum BO, Gillespie F und Ressler KJ (2015): Association of CRP genetic variation and CRP level with elevated PTSD symptoms and physiological responses in a civilian population with high levels of trauma. *American Journal of Psychiatry*, Bd. 172, S. 353.

Morath J, Gola H, Sommershof A, Hamuni G, Kolassa S, Catani C, Adenauer H, Ruf-Leuschner M, Schauer M, Elbert T, Groettrup M und Kolassa I-T (2014): The effect of trauma-focused therapy on the altered T cell distribution in individuals with PTSD: Evidence from a randomized controlled trial. *Journal of Psychiatric Research*, Bd. 54, S. 1.

Morath J, Moreno-Villanueva M, Hamuni G, Kolassa S, Ruf-Leuschner M, Schauer M, Elbert T, Bürkle A und Kolassa IT (2014): Effects of psychotherapy on DNA strand break accumulation originating from traumatic stress. *Psychotherapy and Psychosomatics*, Bd. 83, S. 289.

Murphy MML, Cohen S, Janicki-Deverts D und Doyle WJ (2017): Offspring of parents who were separated and not speaking to one another have reduced resistance to the common cold as adults. *PNAS*, Bd. 114, S. 6515.

Pace TW, Mletzko TC, Alagbe O, Musselman DL, Nemeroff CB, Miller AH und Heim C (2006): Increased stress-induced inflammatory responses in male patients with major depression and increased early life stress. *American Journal of Psychiatry*, Bd. 163, S. 1630.

Schroeder V (2023): »Jede Familie trägt die Geschichte eines Traumas in sich« – Interview mit Galit Atlas. *Süddeutsche Zeitung* online, 26. Mai.

Sendi S, Fischer S, Papadopoulos A, Poon L, Rane LJ, Fekadu A, Mondelli V und Cleare AJ (2023): Childhood trauma associated with increased post-awakening cortisol in major depressive disorder. *Psychological Medicine*, Bd. 16, S. 1.

Shields GS, Spahr CM und Slavich GM (2020): Psychosocial interventions and immune system function: A systematic review and meta-analysis of randomized clinical trials. *JAMA Psychiatry*, Bd. 77, S. 1031.

Sommershof A, Aichinger H, Engler H, Adenauer H, Catani C, Boneberg E-M, Elbert T, Groettrup M und Kolassa I-T (2009): Substantial reduction of naïve and regulatory T cells following traumatic stress. *Brain, Behavior, and Immunity*, Bd. 23, S. 1117.

Takegami M, Miyamoto Y, Yasuda S, Nakai M, Nishimura K, Ogawa H, Hirata K-I, Toh R, Morino Y, Nakamura M, Takeishi Y, Shimokawa H und Naito H (2015): Comparison of cardiovascular mortality in the Great East Japan and the Great Hanshin-Awaji Earthquakes – a large-scale data analysis of death certificates. *Circulation Journal*, Bd. 79, S. 1000.

Zeng Y, Suo C, Yao S, Lu D, Larsson H, D'Onofrio BM, Lichtenstein P, Fang F, Valdimarsdóttir UA und Song H (2023): Genetic associations between stress-related disorders and autoimmune disease. *American Journal of Psychiatry*, Bd. 180, S. 294.

9 Kraft für Seele, Nerven und Immunsystem

Aschbacher K, Epel E, Wolkowitz OM, Prather AA, Puterman E und Dhabhar FS (2012): Maintenance of a positive outlook during acute stress protects against pro-inflammatory reactivity and future depressive symptoms. *Brain, Behavior, and Immunity*, Bd. 26, S. 346.

Bertheussen GF, Romundstad PR, Landmark T, Kaasa S, Dale O und Helbostad J (2011): Associations between physical activity and physical and mental health – a HUNT 3 study. *Medicine and Science in Sports and Exercise*, Bd. 42, S. 1220.

Brickman AM, Yeung LK, Alschuler DM, Ottaviani JI, Kuhnle GGC, Sloan RP, Luttmann-Gibson H, Copeland T, Schroeter H, Sesso HD, Manson JE, Wall M und Small SA (2023): Dietary flavanols restore hippocampal-dependent memory in older adults with lower diet quality and lower habitual flavanol consumption. *PNAS*, Bd. 120, S. e2 216 932 120.

Coan JA, Schaefer HS und Davidson RJ (2006): Lending a hand: Social regulation of the neural response to threat. *Psychological Science*, Bd. 17, S. 1032.

Cohen S, Alper CM, Doyle WJ, Treanor JJ und Turner RB (2006): Positive emotional style predicts resistance to illness after experimental exposure to rhinovirus or influenza A virus. *Psychosomatic Medicine*, Bd. 68, S. 809.

Creswell JD, Taren AA, Lindsay EK, Greco CM, Gianaros PJ, Fairgrieve A, Marsland AL, Brown KW, Way BM, Rosen RK und Ferris JL (2016): Alterations in resting-state functional connectivity link mindfulness meditation with reduced interleukin-6: A randomized controlled trial. *Biological Psychiatry*, Bd. 80, S. 53.

Dimitrov S, Hulteng E und Hong S (2017): Inflammation and exercise: Inhibition of monocytic intracellular TNF production by acute exercise via β2-adrenergic activation. *Brain, Behavior, and Immunity*, Bd. 61, S. 60.

Gordon BR, McDowell CP, Hallgren M, Meyer JD, Lyons M und Herring MP (2018): Association of efficacy of resistance exercise training with depressive symptoms: Meta-analysis and meta-regression analysis of randomized clinical trials. *JAMA Psychiatry*, Bd. 75, S. 566.

Gordon BR, McDowell CP, Lyons M und Herring MP (2020): Resistance exercise training for anxiety and worry symptoms among young adults: A randomized controlled trial. *Scientific Reports*, Bd. 10, S. 17 548.

Hodes GE, Pfau ML, Leboeuf M, Golden SA, Christoffel DJ, Bregman D, Rebusi N, Heshmati M, Aleyasin H, Warren BL, Lebonté B, Horn S, Lapidus KA, Stelzhammer V, Wong EH, Bahn S, Krishnan V, Bolaños-Guzman CA, Murrough JW, Merad M und Russo SJ (2014): Individual differences in the peripheral immune system promote resilience versus susceptibility to social stress. *PNAS*, Bd. 111, S. 16 136.

Kakanis MW, Peake J, Brenu EW, Simmonds M, Gray B, Hooper SL und Marshall-Gradisnik SM (2010): The open window of susceptibility to infection after acute exercise in healthy young male elite athletes. *Exercise Immunology Review*, Bd. 16, S. 119.

Molina PE, Happel KI, Zhang P, Kolls JK und Nelson S (2010): Focus on: Alcohol and the immune system. *Alcohol Research & Health*, Bd. 33, S. 97.

Moynihan JA, Chapman BP, Klorman R, Krasner MS, Duberstein PR, Brown KW und Talbot NL (2013): Mindfulness-based stress reduction for older adults: Effects on executive function, frontal alpha asymmetry and immune function. *Neuropsychobiology*, Bd. 68, S. 34.

Nieman DC, Henson DU, Austin MD und Sha W (2011): Upper respiratory tract infection is reduced in physically fit and active adults. *British Journal of Sports Medicine*, Bd. 45, S. 987.

Oei S, Millar CL, Nguyen Lily TN, Mukamal KJ, Kiel DP, Lipsitz LA, Hannan MT und Sahni S (2023): Higher intake of dietary flavonols, specifically dietary quercetin, is associated with lower odds of frailty onset over 12 years of follow-up among adults in the Framingham Heart Study. *The American Journal of Clinical Nutrition*, Bd. 118, S. 27.

Parmenter BH, Bondonno CP, Murray K, Schousboe JT, Croft K, Prince RL, Hodgson JM, Bondonno NP und Lewis JR (2022): Higher habitual dietary flavonoid intake associates with less extensive abdominal aortic calcification in a cohort of older women. *Arteriosclerosis, Thrombosis, and Vascular Biology*, Bd. 42, S. 1482.

Pascoe MC, Thompson DR, Jenkins ZM und Ski CF (2017): Mindfulness mediates the physiological markers of stress: Systematic review and meta-analysis. *Journal of Psychiatric Research*, Bd. 95, S. 156.

Peitz D, Schulze J und Warschburger P (2021): Getting a deeper understanding of mindfulness in the context of eating behavior: Development and validation of the Mindful Eating Inventory. *Appetite*, Bd. 159, S. 105 039.

Rosenqvist E, Kiviruusu O, Berg N und Konttinen H (2023): Stress-induced eating and drinking and their associations with weight among women and men during 30-year follow-up. *Psychology & Health*, Bd. 22, S. 1.

Schakel L, Veldhuijzen DS, Crompvoets PI, Bosch JA, Cohen S, van Middendorp H, Joosten SA, Ottenhoff THM, Visser LG und Evers AWM

(2019): Effectiveness of stress-reducing interventions on the response to challenges to the immune system: A meta-analytic review. *Psychotherapy and Psychosomatics*, Bd. 88, S. 274.

Schnall S, Harber KD, Stefanucci JK und Proffitt DR (2008): Social support and the perception of geographical slant. *Journal of Experimental Social Psychology*, Bd. 44, S. 1246.

Shishtar E, Rogers GT, Blumberg JB, Au R und Jacques PF (2020): Long-term dietary flavonoid intake and risk of Alzheimer disease and related dementias in the Framingham Offspring Cohort. *The American Journal of Clinical Nutrition*, Bd. 112, S. 343.

Shmerling RH (2020): Harvard Medical School: Special Health Report. Fighting inflammation – how to stop the damage before it compromises your health. *Harvard Health Publishing*, Boston, Massachusetts.

Stämpfli M und Anderson G (2009): How cigarette smoke skews immune responses to promote infection, lung disease and cancer. *Nature Reviews: Immunology*, Bd. 9, S. 377.

Thompson Coon J, Boddy K, Stein K, Whear R, Barton J und Depledge MH (2011): Does participating in physical activity in outdoor natural environments have a greater effect on physical and mental wellbeing than physical activity indoors? A systematic review. *Environmental Science & Technology*, Bd. 45, S. 1761.

Urban-Wojcik EJ, Mumford JA, Almeida DM, Lachman ME, Ryff CD, Davidson RJ und Schaefer SM (2020): Emodiversity, health, and well-being in the Midlife in the United States (MIDUS) daily diary study. *Emotion*, Bd. 22, S. 603.

Yeh TS, Yuan C, Ascherio A, Rosner BA, Willett WC und Blacker D (2021): Long-term dietary flavonoid intake and subjective cognitive decline in US men and women. *Neurology*, Bd. 97, S. e1041.

Sach- und Personenregister

A

B

C

D